Rudolf Schwarz

Heilmethoden der Außenseiter

Hoffnung für Millionen

Bertelsmann Ratgeberverlag

Layout und Zeichnungen: Gaßner & Bischoff
Schutzumschlag: Franz Wöllzenmüller

Redaktion: Dr. Wolf August

Gesamtherstellung Mohndruck Reinhard Mohn OHG, Gütersloh

ISBN 3-570-05366-0

Inhalt

Vorwort

Patienten haben es oft schwer. Wer über Außenseitermethoden der Medizin informiert werden möchte, gerät in die Zwickmühle extrem entgegengesetzter Meinungen.

Einerseits werden Verfahren, Techniken, Methoden und Therapieformen der Außenseitermedizin oft überschwenglich mit missionarisch-fanatischem Eifer propagiert. Erfolge werden ohne kritische Distanz als Wunder übertrieben und verallgemeinert. Es werden Heils-Erwartungen gegen so viele Krankheiten und Beschwerden versprochen, daß sie unmöglich alle stimmen können. Mystische Erklärungen ersetzen Beweise.

Andererseits fällt voreilige Kritik oft genauso haltlose Urteile. Manche Schulmediziner bewerten Außenseitermethoden ohne genaue Prüfung, nur bestimmt von grundsätzlichem Mißtrauen. Denn wenn wir bei ablehnenden Meinungen nach Beweisen fragten, erlebten wir es immer wieder, daß keine konkreten Untersuchungsergebnisse vorgelegt werden konnten, sondern sich die eigene Stellungnahme auf allgemeine Vorurteile stützte.

In diesem Zwiespalt zwischen Glauben und Wissen, zwischen Hoffnung und Argwohn wollte das Zweite Deutsche Fernsehen zur Versachlichung der Diskussion über die Außenseitermedizin beitragen.

Im September 1974 startete das Gesundheitsmagazin PRAXIS eine Serie über »Außenseitermethoden der Medizin«. Korrekte Informationen und Urteile beider Seiten sollten Patienten Wert oder Unwert der einzelnen Verfahren besser erkennen lassen.

Über den Tag der Sendung hinaus hält dieses Buch unseres Serienautors Rudolf Schwarz nun auch schwarz auf weiß die wichtigsten Fakten unserer PRAXIS-Reihe fest, ergänzt durch zusätzliche Informationen.
Ich hoffe, daß dadurch über Außenseitermethoden künftig sachlicher diskutiert werden kann. Darüber hinaus bleibt meine Hoffnung, daß in Zukunft Außenseitermethoden von der Schulmedizin konsequenter als bisher überprüft werden. Allerdings darf nicht übersehen werden, daß die erste Beweislast die Außenseiter trifft. Es ist ihre Verpflichtung, ihre Thesen durch sorgfältige Dokumentationen zu stützen. Noch bleiben aber nicht selten viele Fragen offen, werden Beweise durch Meinungen ersetzt.
Erfolge allein, zumal wenn sie nicht streng überprüft werden, sind jedenfalls keine Garantie. Auch Scheinmedikamente, sogenannte Placebos, erzielen oft erstaunliche Wirkungen, bessern Krankheiten schlagartig, führen nicht selten sogar zur Heilung, jedenfalls zum Abklingen von Beschwerden. Hier spielen einfach suggestive Faktoren eine nicht unwichtige Rolle.
Das Sprichwort irrt also, wenn es schlechthin behauptet: »Wer heilt, hat recht«. Wer einmal heilte, muß nicht immer heilen. Von wissenschaftlichen Methoden aber ist zu verlangen, daß sie objektiv meßbare Wirkung haben, daß sie übertragbar sind, daß genaue Analysen und Anweisungen erarbeitet werden. Hier bleiben Außenseiter oft viele Angaben schuldig. Andererseits kennt die Geschichte der Medizin auch nicht wenige Beispiele jahrelanger Anerkennungskämpfe für neue Methoden. Viele Fortschritte wurden von Ärzten erarbeitet, die zunächst auch als Außenseiter galten. So mögen unsere Sendereihe und dieses Buch nicht als Werbung für die Außenseitermedizin mißverstanden werden. Sie wollen »nur« Informationslücken schließen, um Patienten in Not besser zu beraten, um sie vor Irrwegen zu warnen, um sie auf Gefahren und gewisse Chancen hinzuweisen.
Der Patient sollte vor allem nicht vergessen, daß Außenseitermedizin fast immer eine Medizin der letzten Hoffnung ist. Eine kritische Einstellung bleibt die erste Patientenpflicht. Das erste Vertrauen verdient die Schulmedizin. Erst wenn sie nicht mehr helfen kann, erst wenn eine sorgfältige schulmedizinische Diagnose und Therapie versagen, sollte überlegt werden, ob eine Außenseitermethode Hilfe bringen könnte.
Je sorgfältiger man sich vorher informiert, desto geringer wird das Risiko, durch Außenseitermethoden geschädigt zu werden, desto größer wird die Chance einer erfüllten Hoffnung auf Hilfe – auch durch Außenseitermethoden.
Durch Informationen haben es Patienten leichter.

Hans Mohl
Leiter und Moderator
des ZDF-Gesundheitsmagazins PRAXIS

Danksagung

Niemand kann sich heute mehr eines allumfassenden Wissens rühmen. Auch Sachbücher pflegen daher nicht ohne die Sachinformationen von Spezialisten der verschiedenen Fachgebiete geschrieben zu werden. Ich halte es daher für selbstverständlich, die Namen jener Mediziner, Naturwissenschaftler und Hochschullehrer zu nennen, denen ich Anregungen, Hinweise, Informationen und vor allem assistierende Kritik verdanke. In alphabetischer Reihenfolge sind es:

Dr. med. F. R. Bahr
München

Prof. Dr. rer. nat. K. Bayreuther
Universität Hohenheim

Dr. med. H. Bourmer
Vizepräsident der Bundesärztekammer
Vorsitzender des Hartmann-Bundes

Dr. med. J. Brand
Bad Homburg v. d. H.

Dr. med. P. Dosch
Grünwald bei München

Prof. Dr. med. F. W. Eigler
Klinikum der Gesamthochschule Essen

Dr. med. H. G. Elsen
Jülich

Dr. med. Th. Feldweg
Staudach/Chiemgau

Prof. Dr. med. A. Fleischhacker
Wien, Hanusch-Krankenhaus

Prof. Dr. med. R. Frey
Universitätsklinik Mainz

Dr. med. H. Frisch
Rheinhausen

Dr. med. G. Gutmann
Hamm

Dr. med. Haferkamp
Mainz

Dr. Dr. med. H. Herget
Universitätsklinik Gießen

Prof. Dr. med. U. Kanzow
Solingen, Städt. Krankenanstalten

Prof. A. Kment
Wien, Tierärztliche Hochschule

Dr. med. E. Kojer
Reichenau a. d. Rax (Österreich)

Dr. med. H. Kolb
Wetzlar

Prof. Dr. med. H. L'Allemand
Universitätsklinik Gießen

Prof. Dr. med. A. Landsberger
Universitätsklinik Heidelberg

Dr. med. R. von Leitner
Berlin

Dr. med. M. Matthes
Universitätsklinik Freiburg i. Br.

Prof. Dr. med. H.-H. Matthiaß
Universitätsklinik Münster

Dr. med. E. Meyer
Seeshaupt

Dr. med. H. D. Noeske
Frankfurt/M.

Dr. med. E. Rauch
Wien

Dr. med. H. Reckeweg
Baden-Baden

Dr. med. S. Rilling
Stuttgart

Prof. Dr. med. H. Ritter
Stuttgart

Dr. med. D. Siegel
Altenbeuern/Obb.

Dr. med. H. Schirmer
Berlin

Prof. Dr. med. E. Schmid
Aschaffenburg, Städtische Kinderklinik

Dr. med. J. Stein
Heidelberg

Dr. med. Stübler
Augsburg

Dr. med. R. Voll
Plochingen

Prof. Dr. H. Wagner
Universität München

Dr. med. H. Warning
Saarbrücken

Dr. med. R. Weiß
Aitrach

Dr. med. F. Wiedemann
Ambach

Dr. med. G. Wünstel
Mainz

Dr. med. H. Wolff
Frankfurt/M.

Dr. med. W. Zimmermann
München, Krankenhaus für Naturheilweisen

Einleitung

Die Anregung zu diesem Buch verdanke ich eigentlich den Zuschauern des Gesundheitsmagazins PRAXIS im Zweiten Deutschen Fernsehen. Als Redakteur dieses Magazins habe ich vor Jahr und Tag einen Film über das Thema »Kopfschmerzen und Migräne« gedreht. Der Anlaß war unter anderem ich selbst, denn ich leide seit Jahren unter hartnäckigen halbseitigen Kopfschmerzen. Und nun wollte ich es endlich einmal wissen, ob man nämlich solchen Leuten wie mir – und davon gibt es in der Bundesrepublik Deutschland über eine Million – nicht helfen könne. Denn – wenn einer die Cahnce hatte, an die Quellen medizinischen Wissens heranzukommen, dann – so bildete ich mir ein – müßte es doch ein Medizin-Journalist sein. Ich habe unter anderem dann auch die berühmte Migräne-Klinik in London kennengelernt, eine beispielhafte Einrichtung für jede Großstadt – doch während der Dreharbeiten habe ich auch eingesehen, daß man sehr viel Zeit und sehr viel Geduld aufwenden muß, um überhaupt hinter die Ursachen dieses Leidens zu kommen; das ist schließlich Voraussetzung einer erfolgreichen Therapie. Und beides, Zeit und Geduld – das gebe ich offen zu – hatte ich nicht. Kein Vorwurf also gegen die Schulmedizin.

Nach dieser Sendung kamen Berge von Post, darunter auch freundliche Hinweise, handfeste Vorwürfe und vernichtende Kritik, z.B. daß ich viele, viele Heilmethoden überhaupt nicht erwähnt hätte, nämlich Heilmethoden der Außenseiter. So erfuhr ich, daß hinter dem Berg der Schulmedizin auch noch Leute wohnen, Ärzte und Heilpraktiker, die andere Wege der Therapie suchen, beschreiten und – wie es die Schilderungen ehemaliger Patienten vermuten lassen – oft erfolgreich sind, wo die Schulmedizin resigniert. Das war der Anlaß einer neuen Sendereihe im Gesundheitsmagazin PRAXIS des ZDF und Anregung zu diesem Buch.

Da meine persönlichen Erfahrungen nur sehr subjektiver Art sein konnten – nicht einmal Schulmediziner sind immer in der Lage, ein fachliches Urteil abzugeben – habe ich versucht, aus der Distanz des objektiven Beobachters nach bestem Wissen und Gewissen sachlich zu referieren, wie Außenseiter ihre Erfolge und ihre Methoden erklären und deuten. Und sofern Vertreter der Schulmedizin dazu aus ihrer Sicht Stellung nehmen konnten und wollten, haben sie ebenso offen ihre Zweifel geäußert und Kritik geübt.

Jeder Patient sollte sich allerdings über eines im klaren sein: wie bei jeder medizinischen Therapie gibt es auch bei den Heilmethoden der Außenseiter Versagerquoten.

Daher wendet sich dieses Buch an kritische Leser!

Auch wenn Sie von der Schulmedizin enttäuscht sind, sollten Sie kritisch abwägen und prüfen, welche der sogenannten Außenseitermethoden Ihnen helfen könnte.

Die Geschichte der Medizin kennt viele Beispiele zunächst unbeachtet gebliebener oder mißverstandener Ideen, Theorien und Forschungen.

Dennoch – dieses Buch ist kein Anti-Schulmedizin-Buch, aber auch kein Pro-Außenseiter-Medizin-Buch. Aus der Distanz sachlicher Beobachtung werden Informationen vermittelt und – mit aller Zurückhaltung – wird der Leser auf therapeutische Möglichkeiten aufmerksam gemacht, die ihm durch mancherlei Publikationen suspekt erscheinen müssen.

Sie – der Leser, der Patient – sollten sich jedoch freimachen von der Vorstellung über die Unfehlbarkeit medizinischer Methoden. Sie ist weder von der Schulmedizin noch von Außenseitermethoden zu erwarten.

Natürlich bemühen sich die Außenseiter um den wissenschaftlich objektivierbaren Nachweis ihrer Methoden. Daß ihnen das nicht immer gelingt, hat vielerlei Gründe: Arbeitsüberlastung und Personalmangel in der Alltagspraxis und in den Kliniken, aber auch so menschliche Eigenschaften wie Berufsegoismus, Gleichgültigkeit oder kommerzielle Interessen spielen eine Rolle.

Bewiesen oder nicht: Bezeichnend ist, daß nach einer Meinungsumfrage über ein Drittel der Bundesbürger Naturheilmittel anderen Medikamenten vorzieht. Und nach einer anderen Umfrage in einer deutschen Großstadt wenden rund 72 Prozent der Ärzte unter anderem auch sogenannte Außenseitermethoden bei der Behandlung ihrer Patienten an. Eine saloppe Folgerung: »Es muß also was dran sein.«

Neural-therapie – In Sekunden geheilt

Die Kronzeugin

»Schmerzen habe ich gehabt, Schmerzen, daß ich geflennt hab'. Ich hab' halt gebrüllt. Ich bin Zeitungsträgerin. In der Früh bin ich aufgestanden, bin um drei zum Zeitungstragen, da hab' ich oft gebrüllt wie ein Löwe. Dann hab' ich wieder eine Zeitlang gewartet, bis es vergangen ist, dann bin ich halt hinaus.
In Heidelberg bin ich zweimal hintereinander operiert worden. 26 Jahre habe ich die Trigeminus-Neuralgie gehabt. Alles habe ich probiert, was ich gehört habe. Überall bin ich hingefahren. Und schließlich bin ich auch zu einem Neuraltherapeuten gegangen. Und schon beim dritten Mal ist es leichter geworden. Da war ich selig. Seit drei Jahren bin ich jetzt fast beschwerdefrei. Nur wenn ein rechter starker Föhn ist, dann spür' ich es ein bisserl. Aber seitdem ich zu dem Doktor gekommen bin, bin ich ein ganz anderer Mensch.« (Frau Auguste O., Garmisch)

Das muß man zuerst wissen

Das Handwerkszeug des Neuraltherapeuten ist die Injektionsspritze, die wichtigsten Medikamente heißen Procain + Coffein = Impletol oder eines der Derivate.
Im Vokabular der Neuraltherapeuten kommen immer wieder zwei Begriffe vor: *Störfelder* und *Segmenttherapie*.
Bevor diese Begriffe erklärt werden, muß man wissen, wie Neuraltherapeuten das Krankheitsgeschehen sehen, nämlich nicht – wie zumeist die Schulmedizin – als

einen lokalisiert begrenzten Krankheitsprozeß, sondern als eine Fehlsteuerung im Gesamtorganismus, eine Störung im Leib-Seele-Bereich.
Neuraltherapeuten handeln und behandeln daher im Sinne der Ganzheitstherapie. Sie starren nicht – um das einmal drastisch auszudrücken – hypnotisiert wie das Kaninchen auf die Schlange auf den lokalisiert fixierten Schmerz, sondern suchen den, wie sie sagen, Sender oder besser noch Störsender, also den Ursprung, die Quelle des Schmerzgeschehens. Dieser Sender liegt manchmal sehr weit – verborgen wie ein Schwarzsender – vom Ausstrahlungsort entfernt. Und wenn dieser Störsender gefunden und mit der Injektionsnadel ausgeschaltet ist, dann erlischt auch der Schmerz.
Ein Beispiel: Eine Gelenkentzündung mit Einschränkung der Bewegungsfreiheit wird mit den üblichen Medikamenten behandelt. Vorübergehende Besserung, die Medikamente belasten jedoch den Organismus (Kreislauf, Magen usw.). Neue Medikamente, neue Beschwerden führen in einen Teufelskreis.
Dem Mediziner mag das ein bißchen simplifiziert erscheinen, aber viele Patienten werden diese Erfahrung bestätigen können. Es ist ja nicht nur der Schmerz, der den Patienten mürbe macht; sein Allgemeinbefinden ist gleichfalls gestört. Leib und Seele sind krank – diagnostiziert der Neuraltherapeut. Und nun sind es seine Kenntnisse, die Kenntnis des richtigen Einstichpunktes mit der Injektionsnadel, die den Heilerfolg erhoffen lassen. Das setzt voraus:

- Eine sehr gründliche Erhebung der Vorgeschichte des Patienten (eine halbe Stunde und mehr gezielter Befragung ist nicht ungewöhnlich),
- ein sicheres anatomisches Wissen,
- eine sehr exakte Beherrschung der Technik.

Nur der Könner wird den Erfolg haben. Wer die Methode mit der linken Hand betreibt, muß sie zwangsläufig in Mißkredit bringen. Und Mißerfolg zählt doppelt, solange die Neuraltherapie nach Huneke noch im Blickpunkt der Kritik steht.

Das interessiert am meisten

Jeder Patient, jeder Kranke mit chronischen Leiden oder auch der Patient von morgen wird sofort die Frage stellen: Läßt sich auch meine Krankheit durch Neuraltherapie beeinflussen oder sogar heilen? Dr. Peter Dosch, 1. Vorsitzender der Internationalen medizinischen Gesellschaft für Neuraltherapie nach Huneke, München-Grünwald, hat in seinem Lehrbuch der Neuraltherapie nach Huneke (Procain-Therapie) auf 80 Seiten ein Indikationsalphabet aufgestellt, das von *Abort* bis *Zystis* reicht, das heißt, nach Dr. Dosch ist ein großer Teil der Erkrankungen durch Neuraltherapie nach Huneke zu beeinflussen, wenn nicht zu heilen. Aus dem dicken Katalog neuraltherapeutischer Anwendung ein paar Beispiele alphabetisch geordnet:

- Allergien
- Angina pectoris

- Asthma
- Bandscheibenschäden
- Blasenleiden
- Eileiter-, Eierstockentzündung
- Gallenleiden
- Gebärmutterentzündung
- Gefäßkrämpfe
- Gelenkrheuma
- Glaukom (grüner Star)
- Haarausfall
- Hautleiden
- Hämorrhoiden
- Herzmuskelentzündung
- Heuschnupfen
- Hexenschuß
- Impotenz
- Ischias
- Knochenhauterkrankungen
- Kopfschmerzen
- Kreislauferkrankungen
- Leberleiden
- Magengeschwüre
- Mandelentzündungen
- Migräne
- Mittelohrentzündungen
- Nervenentzündungen
- Schilddrüsenvergrößerung
- Schlaflosigkeit
- Trigeminusneuralgie
- Warzen
- Wetterfühligkeit
- Wirbelsäulenerkrankungen
- Zwölffingerdarmgeschwüre
- Zyklusstörungen

Insgesamt gibt Dr. Dosch 314 Erkrankungen in seinem Lehrbuch an, die neuraltherapeutisch behandelt werden können. An dieser Stelle sollte man allerdings auch gleich sagen, wo die Neuraltherapie selbst ihre Grenzen sieht. Keinen Behandlungserfolg registriert die Neuraltherapie bei

- Erbkrankheiten
- Geisteskrankheiten
- Halbseitenlähmung nach Schlaganfall (nur begrenzt)
- Infektionskrankheiten in fortgeschrittenem Stadium
- Krebs
- Muskelschwund
- Multipler Sklerose
- Psychischen Krankheiten
- Schrumpfleber
- Schrumpfnieren
- Vitaminmangelkrankheiten
- Zitterlähmung.

Wer und was steckt dahinter?

Wie bei so vielen Entdeckungen in der Geschichte der Menschheit stand auch hier der Zufall Pate. Das alltägliche Geschehen, von Milliarden Menschen als gegeben hingenommen, hat einige kritische Beobachter zu allen Jahrhunderten fast blitzartig Zusammenhänge erkennen lassen, die die Entdeckung von Naturgesetzen, die Erfindung von Maschinen oder die Einführung neuer Heilmethoden zur Folge hatten.

Dieser Zufall steckte auch im Inhalt einer Ampulle, die der Arzt Dr. Ferdinand Huneke im Jahr 1925 auf eine Spritze zog. Das Ergebnis ist schnell erzählt, die pharmakologisch-medizinischen Zusammenhänge sind etwas komplizierter.

Dr. Ferdinand Huneke hatte noch einen Bruder und eine Schwester. Der Bruder, Dr. Walter Huneke, war ebenfalls Arzt. Beide hatten ihrer Schwester, die seit Jahren unter schweren Migräneanfällen litt, bisher nicht helfen können.

Eines Tages klagte die Schwester erneut über furchtbare, halbseitige Kopfschmerzen. Wer Migräne kennt, weiß, daß dieser bohrende Schmerz den Kranken bis an den Rand des Selbstmordes treiben kann. Dr. Ferdinand Huneke hatte schon mit einem älteren Kollegen über den Fall gesprochen. Dieser empfahl, einmal das Rheumamittel Atophanyl zu versuchen. Er habe damit ganz gute Erfolge beobachtet.

Dr. Huneke folgte diesem Rat. Er injizierte das Medikament in die Armvene seiner Schwester, ohne selbst an eine wesentliche Besserung zu glauben.

Zur Überraschung der Kranken und zur Verblüffung des Arztes verflüchtigte sich der rasende Kopfschmerz noch während der Injektion wie Nebel im Hochgebirge bei Föhneinbruch. Alle Qual, das Augenflimmern, und sogar die depressiven Stimmungen waren wie weggeblasen.

Zunächst konnte sich Dr. Huneke diese fast unglaubliche Wirkung nicht erklären. In Gesprächen mit seinem Bruder Walter fand sich schießlich eine überraschende Erklärung:

Dr. Ferdinand Huneke hatte einen Kunstfehler begangen – so muß eigentlich die überspitzte Definition lauten.

Das sind die Fakts:

Das Medikament wurde in zwei verschiedenen Zusammensetzungen hergestellt.

1. Die Ampulle enthält reines Atophanyl für Injektion in die Vene.
2. Die Ampulle enthält Atophanyl und einen Zusatz zur schmerzlosen Injektion in den Muskel, die intramuskuläre Injektion.

Dieser Zusatz war Procain, jenes schmerzbetäubende Medikament, das jeder Patient kennt, der sich beim Zahnarzt einen Zahn hat ziehen lassen müssen. Unter dem Firmennamen Novocain ist es allgemein bekannt.

Die Herstellerfirma des Atophanyls warnte im Jahre 1925 davor, das procainhaltige Medikament in die Vene zu injizieren, da Hirnlähmungen zu befürchten seien. Dr. Ferdinand Huneke war dieser Hinweis entgangen.

Glücklicherweise schlug das Pendel des Schicksals nach der anderen Seite aus. Der Erfolg der Schmerzbefreiung, so bestätigten nun vergleichende Untersuchungen, wurde nur durch das Procain ausgelöst. Die Brüder Huneke erprobten daraufhin das Medikament in langen Versuchsreihen am eigenen Körper, setzten noch Coffein zu, und in dieser Kombination wird es noch heute von einer pharmazeutischen Firma unter dem Namen Impletol in den Handel gebracht.

Während der Versuche hatten beide Ärzte unabhängig voneinander ein Phänomen beobachtet, das sozusagen das Fundament der Neuraltherapie werden sollte. Sie stellten nämlich fest, daß die Wirkung auch dann eintrat, wenn sie das Medikament nicht in die Blutbahn direkt injizierten, sondern daneben oder in die

Muskulatur. Das Besondere dieser Beobachtung war die zunächst noch nicht erklärbare, aber nicht zu übersehende Tatsache, daß diese Injektionen, beispielsweise in den Oberarmmuskel, Kopfschmerzen verschwinden ließen; ja sogar Schlaflosigkeit und Hörstörungen besserten sich, natürlich nicht bei jedem Patienten, aber die beobachteten Fälle zeigten doch eine gewisse Übereinstimmung. Es mußte also eine Fernwirkung bestehen und dazu noch eine Beeinflussung des Krankheitsgeschehens, die nicht über die Blutbahn erfolgte, also nicht mit dem Transport des Blutes.

Diese Beobachtung veranlaßte die Brüder Huneke, ihrer 1928 veröffentlichten Arbeit in der »Medizinischen Welt« den Titel zu geben: »Unbekannte Fernwirkungen der Lokalanästhesie«.

Eine neue Heilmethode begann sich langsam durchzusetzen: die Neuraltherapie, die Beeinflussung und Ausschaltung der Krankheit über das vegetative Nervensystem, die Umstimmung durch den »Stoß ins neurovegetative System«, wie die Neuraltherapeuten sagen. Allerdings wollen die Neuraltherapeuten damit nicht behaupten, wie es Dr. Peter Dosch in seinem Lehrbuch formulierte, »das Nervensystem für sich gepachtet zu haben«.

Die Brüder Huneke nannten ihre Methode zunächst Heilanästhesie und behandelten damit Tausende von Patienten. Da die Methoden wissenschaftlicher Objektivierbarkeit noch nicht so weit entwickelt waren wie heute und andererseits die Anhänger der neuen Lehre einen missionarischen Eifer an den Tag legten und die Heilerfolge verklärten, war das Verhältnis zur Schulmedizin jahrelang getrübt. Dr. Ferdinand Huneke war zudem ein temperamentvoller Mann, der durch unglückliche Formulierungen und wütende Zornesausbrüche den Spott seiner Gegner herausforderte.

Während des Zweiten Weltkrieges machte Dr. Ferdinand Huneke noch eine weitere Beobachtung, die heute wesentlicher Bestandteil neuraltherapeutischen Wirkens ist: Das *Sekunden-Phänomen.*

1940 kam in die Sprechstunde von Dr. Huneke eine Patientin, die ein hartnäckiges und sehr schmerzhaftes Leiden hatte. Diagnose: Gelenkentzündung in der rechten Schulter.

Die Patientin hatte schon viele Ärzte konsultiert. Man hatte ihr die Mandeln entfernt und einige Zähne gezogen. Die Mediziner vermuteten eine Herdinfektion. Das bedeutet: von einem solchen Fokus, wie die Ärzte den Herd nennen, gelangen Bakterien und Gifte über die Blutbahn beispielsweise auch in ein Gelenk und rufen dort eine Entzündung hervor.

Die Kranke konnte den Arm nur unter großen Schmerzen mühsam bewegen. Ihr drohte eine Amputation des linken Unterschenkels, da die Ärzte an der Stelle einer früheren Knochenmarksentzündung den Herd ihrer Gelenkbeschwerden vermuteten. Diese Osteomyelitis lag 35 Jahre zurück.

Dr. Huneke behandelte die Patientin nach seinen so oft bewährten Methoden – doch diesmal ohne Erfolg.

Trotz ihrer »schlechten Erfahrungen« bei Dr. Huneke konsultierte die Kranke nochmals den Arzt, denn am linken Unterschenkel hatte sich die alte Narbe schmerzhaft entzündet. Über dem Schienbein setzte Dr. Huneke nun ein paar Quaddeln, das heißt, er injizierte geringe Dosen von Impletol unter die Haut rund um den Entzündungsherd.

Die Reaktion hatte der Arzt nicht erwartet. Denn was jetzt geschah, hätte einem Wunderheiler alle Ehre gemacht: Die Patientin konnte *innerhalb von Sekunden* den rechten Arm wieder ohne eine Spur von Schmerz bewegen. Und – das Schultergelenk blieb schmerzfrei.

Das ist das sogenannte Sekunden-Phänomen oder zu Ehren seines Entdeckers auch Huneke-Phänomen genannt.

Seither kennen Neuraltherapeuten den Begriff »nervale Störfelder«, die über das Nervensystem an weit entfernten Körperstellen Krankheiten, beispielsweise die Migräne, auslösen und über Jahre sozusagen »am Kochen halten« können.

Wie erklären sie es?

Die Brüder Huneke haben bis zu ihrem Tode – Ferdinand Huneke starb 1966, sein Bruder Walter 1973 – in Wort und Schrift einen zähen Kampf zur Durchsetzung ihrer Methode geführt. Die Schulmedizin hat sehr zögernd das theoretische Lehrgebäude der Neuraltherapie betreten. Erst die Wiener Gruppe um den Histologen Professor Pischinger objektivierte wissenschaftliche Phänomene der Neuraltherapie, die bis dahin nur aus den Erfahrungen die Schlußfolgerung ziehen konnte: Wer heilt, hat recht.

Die Frage der Schulmedizin nach Statistik wird von Neuraltherapeuten unter anderem mit dem Hinweis auf die Fragwürdigkeit jeder Erfolgsstatistik beantwortet, die nur etwas über die Gewissenhaftigkeit, die Erfahrung und den Grad des Könnens aussage. Dr. Dosch formuliert es so: »Jeder einzelne Fall ist immer wieder ein einmaliges Problem, das von uns gelöst werden will. Es gibt keine zwei gleichen Menschen, also auch keine zwei gleichen Krankheiten.«

Dennoch gibt es nach Auffassung der Neuraltherapeuten bereits eine Fülle wissenschaftlicher Beweise. So hat man zum Beispiel festgestellt, daß nach einem Sekunden-Phänomen die Leukozytendifferenz, also der Unterschied zwischen den weißen Blutkörperchen im Blut auf der linken und rechten Körperhälfte, der bis zu 3000 Leukozyten betragen kann, sich innerhalb weniger Minuten zur Norm angleicht.

Ferner konnte man mit Hilfe des Oszillographen nachweisen, daß sich die Unterschiede in der Durchblutung nach einem Huneke-Phänomen normalisieren. Bewiesen auch ist, daß sich nach einem Sekunden-Phänomen die Durchblutungsstörungen in der Peripherie innerhalb weniger Minuten normalisieren. Das wurde meßbar und sichtbar gemacht mit den neuesten Infrarotkameras. Ebenfalls wissenschaftlich objektivierbar ist die Tatsache, daß sich der Sauerstoffverbrauch nach der Störfeldausschaltung im Gewebe wieder normalisiert. Die Wiener Professoren Pischinger und Kellner haben das nachgewiesen.

Nach den Worten von Dr. Dosch ist der Vorwurf oder Verdacht, es könne sich bei der Neuraltherapie lediglich um Suggestivheilungen handeln, jetzt einwandfrei widerlegbar. »Und da diese Voraussetzungen jetzt gegeben sind, müßte die Neuraltherapie in ihrer Gesamtheit wissenschaftlich anerkannt werden, weil sie lehrbar geworden ist.«

Das »Operationsfeld« der Neuraltherapeuten ist das Neurovegetativum. Die Mediziner verstehen darunter jenen Teil des Nervensystems, der gar nicht oder nur schwer vom eigenen Willen zu kontrollieren ist. Das Erröten, der Angstschweiß oder der Ärger, all diese Reaktionen werden vom vegetativen Nervensystem gesteuert – ohne unser Zutun, ebenso Atmung, Blutdruck, Wasserhaushalt und Hormonproduktion, um nur einige Funktionen zu nennen.

Diese Leitungsbahnen mit komplizierten Steuerungsmechanismen stehen in Kreuz- und Querverbindungen miteinander in Kontakt – rund vierzig Trillionen Zellen bilden dieses bioelektrische Versorgungsnetz, dessen Länge etwa dem zwölffachen Erdumfang entspricht. Man begreift dann vielleicht, wie schwierig für den Mediziner die richtige Diagnose und vor allem die richtige Therapie sind.

Der Neuraltherapeut macht sich das vegetative Nervensystem gleichsam als elektrisches Leitungsnetz zunutze, über das er mit Hilfe der Procain-Injektion Störungen im Zellsystem – unter Umständen blitzschnell – behebt, einmal simpel ausgedrückt: wie der Elektriker einen Leitungsschaden am Sicherungskasten.

Messerscharf kommen die Neuraltherapeuten nun zu folgendem Schluß: So schnell kann das Medikament vom Körper gar nicht absorbiert sein, wie der Schmerz – zumindest manchmal – verschwindet. Also muß durch die Injektion ein anderer Transportweg aufgeschlossen werden, nicht der mechanische Weg des Bluttransportes führt ans Ziel, sondern der »elektrische Ablauf«. Sie gehen dabei von folgenden Voraussetzungen aus:

Eine Zelle ist ein hochkompliziertes Gebilde, in der – wissenschaftlich nachweisbar – elektrische Spannungsabläufe ganz bestimmte Funktionen zu erfüllen haben. So steht eine normale Zelle unter einer Stromspannung von 40–90 mV (Millivolt).

Abstrahiert man nun dieses hochkomplizierte Gebilde auf ein Minimum an architektonischer Struktur, dann sieht das so aus (siehe Zeichnung S. 22): Ein Zellkern, ringsherum in einer Distanz: eine Wand, die Grenzmembran. Diese isolierenden Grenzflächen der Nervenfasern haben eine Stärke von einem hunderttausendstel Millimeter; Zeitungspapier ist dagegen eine Betonmauer. Es leuchtet ein, daß diese superdünne Wand besonders empfindlich gegen Schädigungen ist, aber auch durchlässig genug für bestimmte Stoffe. Zwei dieser Stoffe spielen eine besondere Rolle für das gesunde Verhältnis im Zellsystem: Natrium und Kalium.

Zwischen Zellkern und Grenzmembran sind Kalium-Ionen konzentriert, außerhalb der Grenzmembran Natrium-Ionen. Eine geringe Zahl der Natrium-Ionen dringt zwar durch die Grenzmembran in

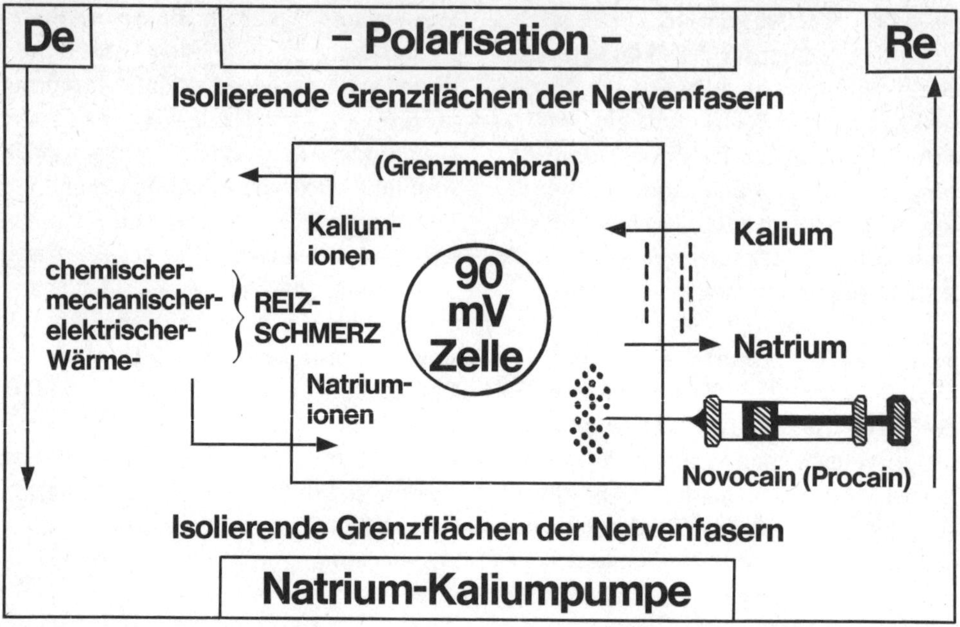

das Zellinnere ein, wird jedoch sofort wieder hinausgepumpt. Dieser Steuermechanismus, über den man bisher wenig weiß, nennen die Wissenschaftler Ionen-Pumpe. Sie reguliert das normale Verhältnis zwischen Kalium-Ionen im Inneren und Natrium-Ionen außerhalb der Zellmembran.

Für die Neuraltherapeuten ist dieser Vorgang aus folgendem Grund so wichtig: Die Zelle ist schutzlos allen chemischen, elektrischen oder thermischen Reizen ausgesetzt, und Reiz ist gleichbedeutend mit Schmerz.

Schädigung kann heißen: Krankheit oder Narben, dann sinkt das Potential in der Zelle auf 0 mV (Millivolt) ab.

Dr. Dosch nennt das einen »anomalen Zustand einer Dauer-Depolarisation«. Die Zelle ist depolarisiert, aber, so folgert Dr. Dosch: »Diese Zonen verhalten sich nicht stumm. Aus ihnen«, so schreibt er in seinem »Lehrbuch der Neuraltherapie nach Huneke«, »werden Salven unregelmäßiger Erregungsfrequenzen abgefeuert, die die Eigenschaften haben zu stören, wobei sie die erregungshemmenden und selektierenden Relais der Synapsen durchschlagen.«

Synapsen sind die Endknöpfchen einer Zelle an der Nahtstelle zweier Nervenzellen. Durch einen komplizierten chemischen Prozeß wird der normalerweise bestehende Spalt zwischen den beiden Nervenzellen für eine Information überbrückt.

Dr. Dosch nennt als weitere Aufgabe der Synapsen: »Unterschwellige Einzelreize abzufiltern und nicht weiterzuleiten. Durch ihre Ventilfunktion wird eine gewisse Vorwahl unter den Reizimpulsen getroffen.« Und nun folgert der Neuraltherapeut: »Das Ausfallen dieser Synapsenfunktionen führt zu einer Reizüberschwemmung. Die Störwellen aus gestörtem Gewebe oder Störfeldern übermitteln, wahrscheinlich je nachdem, wie weit sie reichen, im Segment oder in höheren Zentren auch falsche Informationen. Als Folge kommt es zu Regulationsstörungen und im Enderfolg zu einer Störung im Gesamtmilieu des Organismus. Werden zerebrale Zentren durch noch stärkere, alle Synapsen durchschlagende und so ungefiltert eintreffende Erregungswellen gestört, entsteht eine Fernkrankheit.«

Die Narbe am linken Unterschenkel der Patientin des Dr. Ferdinand Huneke und die Gelenkentzündung in der rechten Schulter sind das klassische Beispiel einer solchen Fernkrankheit.

Nach Darstellung der Neuraltherapeuten muß daher »eine bioelektrische Reizaufladung und Stabilisation der reizgeschädigten Zellmembran« erfolgen. Das erreichen sie mit einer gezielten Procain-Injektion, deren Potential nach Professor Pischinger 290 mV (Millivolt) beträgt. Auf diesem Wege wird die depolarisierte Zelle wieder auf 90 mV (Millivolt) aufgeladen (siehe Zeichnung unten). Das Spannungsdefizit ist beseitigt, die »elektrobiologische Rehabilitation« erreicht. Auch die Zellmembran ist wieder stabilisiert, so daß es nicht mehr zu einer schnellen Entladung der Kalium-Ionen kommt.

Zwingende Logik dieser Hypothese ist: Sowenig wie die Störung im Versorgungsnetz einer Großstadt immer von der Zentrale aus behoben werden kann, sondern nur an Ort und Stelle, so muß auch der Neuraltherapeut mit der Injektionsspritze

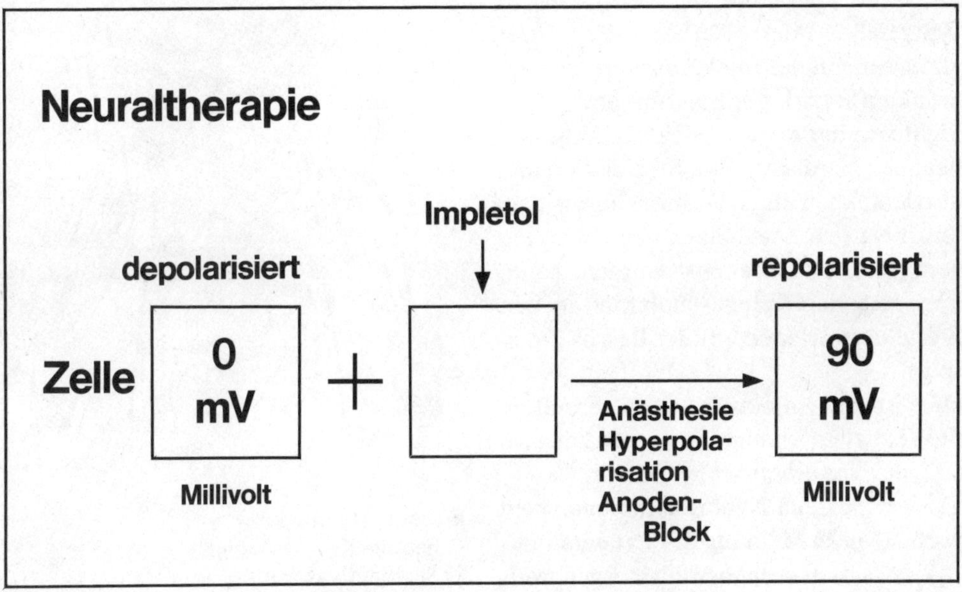

so dicht wie möglich an die depolarisierten Zellen, an das gestörte Zell-Milieu gelangen. Zwei Wege stehen ihm dafür offen:

1. Die Segment-Therapie
2. Die Störfeldsuche (Lostreffer: das Sekunden-Phänomen).

Die Mediziner unterscheiden im menschlichen Körper zahlreiche Segmente (Abschnitte), beispielsweise sind die aus dem Rückenmark austretenden Nervenwurzeln in Segmente unterteilt. Bei Segmenten eines inneren Organs bestehen nun auch Verbindungen zu den entsprechenden sensiblen Hautsegmenten.

Diese anatomischen Gegebenheiten nutzt der Neuraltherapeut für seine Segmenttherapie. In die Praxis übersetzt heißt das: er injiziert sein Medikament innerhalb des schmerzhaften Bereichs als Quaddeln in die Haut, aber auch in Muskulatur, in Blutgefäße oder Nerven. Er tastet gleichsam mit der Injektionsnadel den erkrankten Bezirk ab, fragt ihn ab.

Stellt sich der erwartete Erfolg nicht ein, liegt der Verdacht eines Störfeldes nahe, also Krankheit durch Fernwirkung, wie sie durch Narben, tote Zähne oder Mandeln »am Kochen gehalten« werden kann, ohne daß der Kranke subjektiv an den Störfeldern Schmerzen oder Beschwerden spürt.

Hier ist jede Injektion in das vermutete Störfeld zugleich eine Form der Diagnostik, der ärztlichen Untersuchung.

Darum: Für den Neuraltherapeuten sind auch die nach Meinung des Patienten bedeutungslosen Angaben über irgendwelche Narben oder frühere Erkrankungen während der Kindheit wichtige Informationen. Sie könnten beispielsweise das gesuchte Störfeld für hartnäckige Kopfschmerzen sein, für die es trotz gründlicher klinischer Untersuchung keine pathologischen Anhaltspunkte gab. Auch – und das ist sehr wichtig für jede Frau – Narben und Verwachsungen im gynäkologischen Raum können solche Störsender sein.

Gelingt es dem Neuraltherapeuten, mit seiner Procain-Injektion diesen Störsender auszuschalten, verschwinden in Sekunden die Schmerzen an einer weit ent-

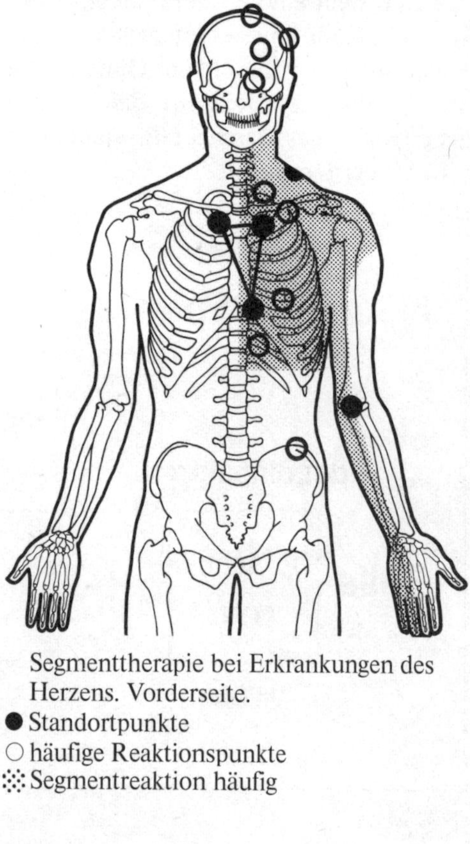

Segmenttherapie bei Erkrankungen des Herzens. Vorderseite.
● Standortpunkte
○ häufige Reaktionspunkte
⁘ Segmentreaktion häufig

legenen Körperregion. Das ist das Sekunden-Phänomen oder Huneke-Phänomen. Man darf freilich nicht immer nach der ersten Injektion eine Dauerheilung erwarten. Der Neuraltherapeut wird die Einspritzung in einem gewissen Zeitabstand wiederholen, um eine vollkommene Aktivierung der Selbstheilungskräfte des Körpers zu erreichen. Nach der Lehre der Neuraltherapie aber kann jede chronische Krankheit störfeldbedingt sein und jede Stelle des Körpers zum Störfeld werden.

Was sagt nun die Schulmedizin?

Dazu Professor Dr. med. Hanns Fleischhacker vom Hanusch-Krankenhaus in Wien: »Ich betreibe Neuraltherapie, weil es immer wieder Krankheitsbilder gibt, bei denen wir durch die einfache Betreuung mit Medikamenten nicht zu einem Erfolg kommen. Und da bewährt sich doch die von den Brüdern Huneke entdeckte Neuraltherapie ganz besonders.
Ich möchte jedoch hinzufügen, daß fast jeder praktische Arzt, Orthopäde, Chirurg und auch Neurologe gewisse Injektionen der Neuraltherapie anwendet, denn er kommt damit viel besser zum Ziele. Es ist also die Neuraltherapie als solche kein eigenes Fach, sondern sie wird von den verschiedensten Disziplinen geübt. Die Neuraltherapeuten allerdings stehen auf dem Standpunkt, daß die Krankheiten alle mit der Neuraltherapie zu behandeln sind, und das ist wohl abzulehnen. Wir müssen auf dem Standpunkt stehen, daß primär jeder, der Neuraltherapie praktiziert, eine gute medizinische Allgemeinausbildung hat, und dann kann er für bestimmte Krankheitsfälle die Methode der Neuraltherapie anwenden.«
Der Neuraltherapeut Dr. Dosch sagte dazu: »Ich gebe Herrn Prof. Fleischhacker durchaus recht. Die Neuraltherapie ist keine Allheilmethode. Wir können unmöglich alle Krankheiten damit beherrschen. Nur ist es so, daß der Arzt, der eine große Erfahrung hat und der alle Injektionstechniken richtig beherrscht, wesentlich größere Erfolge haben wird als der Praktiker, der praktisch tätige Arzt, der beginnt, sich in diese Methode einzuarbeiten. Es gibt sehr viele, zum Teil sehr schwierige Injektionstechniken, die man voll beherrschen muß. Nur dann kann man erwarten, daß man mit der Neuraltherapie besonders viel erreicht.
Betont werden muß immer wieder, daß auch wir der Überzeugung sind, daß die Diagnostik im herkömmlichen Sinne nicht unter der Neuraltherapie leiden darf. Wir müssen jeden Patienten gründlich untersuchen, denn wir dürfen unmöglich einen Krebs, einen beginnenden Gehirntumor, eine Tuberkulose, eine Lues oder sonst irgendeine chronische Krankheit behandeln, bei der wir von vornherein keine Aussicht auf Erfolg haben. Auch zu dieser Methode gehören viel Fingerspitzengefühl, viel Erfahrung und ein ganz subtiles Können, genauso wie es ja auch bei jeder anderen Methode der Fall ist.«

Informationen für den Patienten

In der Bundesrepublik praktizieren rund 300 Ärzte die Methode der Neuraltherapie. Die Anschrift eines Arztes aus Ihrem Wohnbereich erfahren Sie von der

Internationalen medizinischen Gesellschaft für Neuraltherapie nach Huneke e. V.
8022 Grünwald bei München
Zweigstraße 2

Vermeiden Sie bitte dabei die Schilderung langer Krankengeschichten, man wird sie aus Zeitgründen doch nicht lesen können. Ihr Gesprächspartner ist der Neuraltherapeut Ihres Wohnortes.
Denken Sie bitte aber daran: Bestimmte Krankheiten können nicht durch Neuraltherapie geheilt oder beeinflußt werden.
Da der Neuraltherapeut eine sehr gründliche Vorgeschichte Ihrer Erkrankung aufnimmt, ist es zweckmäßig, schon vor der Konsultation des Arztes zu Hause die Daten Ihrer Krankheiten, Operationen und Unfälle niederzuschreiben. Vergessen Sie bitte auch nicht die sogenannten Bagatellfälle!
Ersparen Sie ihrem Arzt aber ein handgeschriebenes Manuskript. Nennen Sie dem Arzt alle Medikamente, die Sie zur Zeit oder innerhalb des letzten Jahres eingenommen haben oder die Ihnen injiziert wurden.
Geben Sie an, ob Sie Röntgenbestrahlungen erhielten oder Radiumeinlagen implantiert wurden.
Verschweigen Sie keine frühere Behandlung, auch wenn es Ihnen unangenehm sein sollte, darüber zu sprechen.
Notieren Sie sich nach der ersten Behandlung alle Beschwerden, plötzlich auftretende leichte Schmerzen, die Hinweise auf ein Störfeld sein können. Nur wenn Sie aufmerksam mitarbeiten, kann die Therapie zum Ziel führen.
Und noch eins: Ist Ihr Arzt an dieser Mitarbeit, die ihm ja Hinweise gibt, nicht interessiert, wechseln Sie den Mediziner. Er ist kein Neuraltherapeut.

Akupunktur – Die chinesische Wunderwaffe

Die Kronzeugin

Er leidet seit dem 8. Lebensjahr an einer chronischen Nierenentzündung. Von Januar bis Dezember 1969 war er im Krankenhaus. Es wurden vier Medikamente ausprobiert, fünf Bluttransfusionen gemacht, nichts half. Nun war die Eiweißausscheidung so hoch, daß die Ärzte gesagt haben, also das ist nun das letzte Medikament, wenn dies nicht hilft, wir haben nichts mehr. Und wir müssen Sie auf das Schlimmste vorbereiten. Und so wurde er dann auch entlassen. Seit Februar 1972 hat er keine Medikamente mehr genommen, sondern nur noch die Akupunktur und Elektro-Akupunktur erhalten. Wir kommen wöchentlich einmal zur Behandlung, und das hat sich so gebessert, daß er jetzt voll zur Schule gehen kann, zur Realschule, und seit vorigem Jahr Ostern darf er auch etwas mitturnen. Auf Anraten meines Arztes stellt sich mein Junge in den von der Poliklinik vorgeschlagenen Abständen dort zur Kontrolluntersuchung vor, eine medikamentöse Behandlung erfolgt nicht mehr.
(Frau B., Berlin, über ihren Sohn Rainer)

Das muß man zuerst wissen

Akupunktur wird von Ärzten und Heilpraktikern betrieben. Der Heilpraktiker darf darauf hinweisen, dem Arzt verbietet die Ärztekammer jede Art von Werbung, und einen Facharzt für Akupunktur gibt es noch nicht.
Akupunktur und Meridiane sind das unsichtbare, nur dem Akupunkteur erkenn-

bare Straßennetz menschlichen Leidens und seiner Heilung.
Dem Wort Akupunktur liegen die lateinischen Begriffe »acus« = »Nadel« und »punctura« = »Stich« zugrunde. Was hat man sich nun unter Akupunktur vorzustellen? In einem Merkblatt der Deutschen Ärztegesellschaft für Akupunktur e. V. wird folgende Definition gegeben:

»Die Akupunktur ist eine Heilmethode zur Behandlung innerer und äußerer Erkrankungen, ungenügender Körperleistungen und funktioneller Störungen über bestimmte Punkte der Hautoberfläche. Durch Einführen von feinen Nadeln in diese Akupunkturpunkte kommen Heilreize zustande, die auf dem Nervenwege nach entfernten Körperstellen oder tiefergelegenen Organen gelangen und dort eine Umstimmung herbeiführen.«

Rund vierhundert verschiedene Nadeln gehören zum Inventar eines Akupunkteurs – Nadeln aus Gold, Nadeln aus Silber und auch Stahlnadeln. Für eine Behandlung werden bis zu zehn Nadeln benötigt, in Ausnahmefällen auch mehr. Der große Vorrat an Nadeln ist bedingt durch die langdauernde Sterilisation, aber auch wegen des Verschleißes.
Bei den Stahlnadeln ist Stichrichtung und -tiefe, bei den anderen Nadeln auch die Wahl des Metalls für den therapeutischen Effekt mit entscheidend.
Die meisten Mediziner dieser Heilmethode sehen sich nicht als einseitig therapierende Ärzte. »Jede Monomanie ist ein Zeichen geistiger Impotenz«, betont Dr. von Leitner, der Vorsitzende der Deutschen Ärztegesellschaft für Akupunktur e. V. Die approbierten Ärzte, so sagen die Mediziner selbst, hätten gegenüber den Heilpraktikern den Vorteil einer gründlicheren und umfassenderen medizinischen Ausbildung. Die Gefahr von Fehldiagnosen und damit Fehlbehandlungen würde damit vermindert.
Stichwort Diagnose! Zum diagnostischen Repertoire eines erfahrenen Akupunkteurs gehört auch die Pulsdiagnostik: sehr umstritten. Im Abschnitt »Wie erklären sie es« wird die Methode ausführlicher erläutert.
Jeder verantwortungsbewußte Arzt oder Heilpraktiker wird zunächst eine gründliche Anamnese aufnehmen, das heißt, er wird den Patienten wie ein scharfsinniger Kriminalist nach der Vorgeschichte der Erkrankung fragen. Das alles – da es gründlich geschieht – dauert in der Sprechstunde des Akupunkteurs im allgemeinen länger als in der Praxis des unter Zeitdruck stehenden Kassenarztes.
Akupunktur kann auf verschiedene Art und Weise betrieben werden: Ganzkörper-Akupunktur, Ohr-Akupunktur (Aurikulo-Therapie, siehe dazu das Kapitel »Ohr-Akupunktur«), Nasen-Akupunktur, Fuß-Akupunktur und Hand-Akupunktur. Auf den Streit der verschiedenen Fachrichtungen kommen wir noch zu sprechen.
In der Körperakupunktur können die Akupunkturpunkte mit Hilfe von Apparaten geortet werden. Der Akupunkturarzt bedient sich dabei eines Testgriffels mit einem magischen Auge. Andere Ge-

räte übertragen die Meßwerte auf eine Skala. Zeigerstellung in der Mitte bedeutet dann, daß sich ein Organ beziehungsweise ein Organpunkt im energetischen Gleichgewicht befindet, es handelt sich also nach den Vorstellungen des Akupunkturarztes um ein gesundes Organ. Zeigertiefstand bedeutet Energieleere. Zeigerstand über Mittelwert wird als Energiefülle gedeutet.

Es können also je nach Zeigerstand Reizwerte von Entzündungswerten unterschieden werden. Da die einzelnen Zeigerwerte mit Hilfe eines Schreibgerätes kurvenmäßig erfaßt werden können, ist bei Kontrolluntersuchungen der Erfolg beziehungsweise Mißerfolg einer Behandlung abzulesen.

Die Zahl der Akupunkturpunkte wird mit weit über 700 am gesamten Körper angegeben. Jeder dieser Punkte hat eine Beziehung über die sogenannten Meridiane, wissenschaftlich nicht nachweisbare Verbindungslinien zu bestimmten Organen oder Körperteilen (siehe Zeichnung S. 30). Jeder Meridian, so besagt die Informationsschrift der Deutschen Ärztegesellschaft für Akupunktur e. V., entspricht einem Organ oder einer Organfunktion, wonach er benannt wird. So unterscheidet man Meridiane des Herzens, der Blase oder der Leber.

Die Erklärung des Heilphänomens oder der Schmerzbetäubung bei Operationen konnte bisher wissenschaftlich nicht überzeugend gedeutet werden, wenngleich Theorien und Teilerklärungen auch von seiten der Schulmedizin nicht immer in Zweifel gezogen werden können. Dazu ausführlich mehr im Abschnitt »Wie erklären sie es«.

Das interessiert am meisten

Viele Patienten sind schon den verzweifelten Weg von Arzt zu Arzt, von Spezialist zu Spezialist, von Klinik zu Klinik gegangen, ohne daß sie die Hilfe, die Heilung finden konnten, die sie erhofft haben.

Diese Patienten aber hören nun – halb skeptisch, halb hoffnungsvoll – von den Wundern der Akupunktur. Zeitungen, Illustrierte und Fernsehen berichten ja immer wieder von den angeblichen Erfolgen dieser neu entdeckten Medizin.

Die Deutsche Ärztegesellschaft für Akupunktur e. V. in Berlin und die Deutsche Akademie für Akupunktur e. V. in München nennen als Hauptanwendungsgebiete alle funktionellen Krankheiten, bei denen keine nicht mehr rückgängig zu machenden krankhaften Veränderungen vorliegen. Beispiel: eine versteifte Wirbelsäule wird auch durch Akupunkturbehandlung nicht mehr flexibel, vielleicht jedoch schmerzfrei.

Heilerfolge werden nach dieser Darstellung bei folgenden Erkrankungen erzielt:

Atmungsorgane

Akute und chronische Entzündungen von Nasennebenhöhlen, Rachen, Kehlkopf, Luftröhre, Bronchien.

Asthmatoide und asthmatische Zustände, Heuschnupfen.

Erkrankungen des lymphatischen Rachenringes (Gaumen, Tuben-, Zungenmandeln).

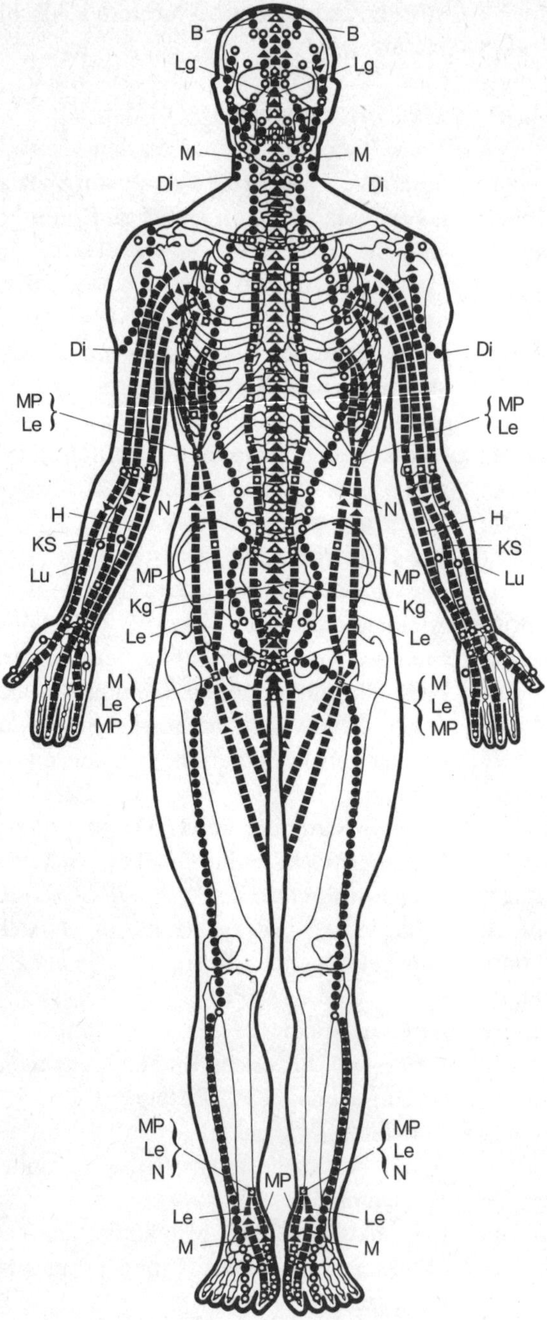

Akupunkturpunkte und -meridiane

B = Blasenmeridian
M = Magenmeridian
N = Nierenmeridian
Lu = Lungenmeridian
H = Herzmeridian
Le = Lebermeridian
Di = Dickdarmmeridian
MP = Milz-Pankreasmeridian
KS = Kreislauf-Sex.-Meridian

Lg = Lenkergefäß
Kg = Konzeptionsgefäß

∘ Akupunkturpunkte
●●●● Meridian = Yang
■■■■ Meridian = Yin
▸▸▸▸▸▸ Meridian = Lenkergefäß und Konzeptionsgefäß

Bewegungsapparat
Gute Erfolge bei gewissen Gelenkerkrankungen der großen und kleinen Gelenke und der Wirbelsäulengelenke, Sehnen- und Knochenerkrankungen.

Erkrankungen der Anhangsorgane des Verdauungskanals
Bauchspeicheldrüse, Galle. (Ungenügende Fermentproduktion, Gallenabsonderung.)

Genitalorgane
Beim Mann: Entzündung von Prostata und Samenblase, Nebenhoden- und Hodenentzündung im Anfangsstadium, Impotenz.
Bei der Frau: Krampfartige Zustände im kleinen Becken und bei der Regel. Beginnende Zustände bei Eierstockentzündung. Einige Formen der Sterilität, Frigidität.

Erkrankungen der Harnwege
Krampfzustände im Rahmen von Blasen- und Nierenerkrankungen.

Hauterkrankungen verschiedener Art

Herzerkrankungen
Pulsbeschleunigung, Reizleitungsstörungen, Angina-pectoris-Beschwerden, beginnende Insuffizienzzustände.

Kreislauferkrankungen
Zu hoher oder zu niedriger Blutdruck, Durchblutungsstörungen, venöse Stauungen, Krampfadern, venöse Beckenstauungen.

Leber
Ungenügende Entgiftungsfunktion, beginnende Stauungs- und Entgiftungszustände.

Nervenerkrankungen
Neurovegetative Störungen, Nervenentzündungen, Neuralgien, Lähmungserscheinungen, Kopfschmerzen, Migräne, Schlaflosigkeit, Schwindel.

Psychische Erkrankungen
(nicht im Verzeichnis registriert, aber in Fachzeitschriften und aufgrund persönlicher Gespräche)
Depressive Zustände, Zwangsneurosen.

Suchtbehandlung
(nicht im Verzeichnis registriert)

Schweißkrankheit
(nicht im Verzeichnis registriert)

Verdauungsorgane
Krampfartige Zustände und Schleimhautentzündungen in Speiseröhre, Magen, Zwölffinger-, Dünn-, Dick- und Enddarm. Geschwürbildung im Magen-Darm-Kanal. Verstopfung, Hämorrhoiden.
Der Neurologe Prof. Dr. med. Roland Schifftler vom Klinikum Steglitz der Freien Universität Berlin erklärte zu einer ähnlichen Aufzählung: »Wenn wir sie uns genau ansehen, dann handelt es sich fast ausschließlich um spontan rückbildungsfähige oder schubweise remittierende Syndrome, oder um unspezifische oder nicht kausal definierte Einzelsymptome,

oder um gänzlich verwaschene unklare Einzelbeschwerden.« Kein Mensch könne mit Akupunktur die großen Krankheiten der Menschheit heilen, meinte der Neurologe. Das allerdings behauptet die Akupunktur auch keineswegs. Sie sieht die Grenzen ihrer Erfolge unter anderem bei:

- Erbkrankheiten
- Geisteskrankheiten
- endogenen Depressionen
- bösartigen Geschwülsten
- Tumoren
- Multipler Sklerose

Die Akupunktur behauptet nicht, Krebs heilen zu können, aber sie vermag die Schmerzen zu lindern und damit dem Körper größere Eigenaktivität zu erhalten.

Wer und was steckt dahinter?

Nun, es hat sich inzwischen herumgesprochen, daß die Chinesen dahinterstecken. Schon vor über viertausend Jahren wurde von chinesischen Heilkundigen die Nadeltechnik zur Behandlung von Krankheiten praktiziert. Es wird überliefert, daß der Kaiser Huang-ti um die Zeit 2500 vor Christus die Akupunkturmethode zur offiziellen Medizin erhoben habe. Anfangs sollen spitz geschliffene Steine verwendet worden sein, bald jedoch ersetzte man die Steinspitzen durch Metallnadeln.
Im 3. Jahrhundert nach Christus wurde in China das große medizinische Werk »Huang Ti nei King«, die Bibel der Akupunktur, veröffentlicht. Dieses Werk bildete die Grundlage aller Akupunkturlehren späterer Zeiten.
In Europa blieb diese Heilmethode jahrhundertelang unbekannt. Französische Missionare brachten die Lehren der Akupunktur erst vor 300 Jahren nach Europa. Eine bedeutende Rolle hat diese Methode jedoch in der europäischen Medizin nie gespielt. Nur in Frankreich fand sie, auch durch den Kontakt mit dem französischen Kolonialgebiet in Indochina, größere Beachtung. Heute erkennen sogar französische Krankenkassen die Behandlungsmethode an. Sie übernehmen die Kosten, wenn keine andere Methode zum Erfolg geführt hat. (Siehe auch »Informationen für den Patienten«.)
Ein medizinhistorisches Kuriosum: 1832 wurde in der Universitätsstadt Halle eine Doktorarbeit geschrieben, die die Möglichkeiten und Grenzen der Akupunktur zum Thema hatte. Sie ist in Portugiesisch, Spanisch, Holländisch, Italienisch, Französisch und Englisch übersetzt worden. Zehn Jahre später wurde an der medizinischen Universitätsklinik Tübingen eine weitere Doktorarbeit vorgelegt, die den Titel trug: »Die Akupunktur, ein Heilverfahren bei eingeklemmten Brüchen.«
Dennoch führten die Akupunkteure in Deutschland noch ein Jahrhundert lang ein Schattendasein. Die erste und einzige Universität in Europa, die einen offiziellen Lehrauftrag für Akupunktur vergab, war die Medizinische Fakultät an der Freien Universität Berlin. Der Arzt und Sinologe Prof. Dr. Dr. Hübotter hielt von 1953 bis 1967 einmal in der Woche eine Vorlesung über »Akupunktur mit prakti-

schen Übungen«. Erst 1952 trug sich auch die Deutsche Gesellschaft für Akupunktur ins Vereinsregister des Münchner Registriergerichts ein. 1973 ließ sich die Deutsche Akademie für Akupunktur (Leitung: Dr. med. Frank R. Bahr) in das Münchner Register eintragen. Diese Akademie sieht sich in erster Linie als Forschungsinstitut und arbeitet mit chinesischen Universitäten zusammen.
Dank der Berichte aus der Volksrepublik China wurde die Akupunktur zwar in der Öffentlichkeit hoffähig, aber bis vor kurzem war sie es noch keineswegs im Hörsaal der Universitätskliniken.

Wie erklären sie es?

Die Akupunktur ist Teil der klassischen chinesischen Medizin, die, integriert in philosophische Lehren, grundverschieden ist in den Auffassungen und Theorien im Vergleich zur modernen europäischen Medizin. Eine fremdartige Philosophie und Naturbetrachtung erschwert dem europäischen Arzt das Verständnis. Was will er beispielsweise ohne Vorkenntnisse anfangen mit der blumenreichen Sprache: »Die Tonifizierung eines Yin-Organs, besonders während der Yin-Periode (zwischen Mittag und Mitternacht) wirkt sedierend auf das in Opposition stehende Yang-Organ.« So Dr. von Leitner in der Fachzeitschrift »Akupunktur«.
Da gibt es beispielsweise einen Akupunkturmeridian, der wird der »Dreifach-Erwärmer« genannt. Nur dem Eingeweihten ist bekannt, daß sich dieser Name auf drei Funktionskreise bezieht, die unter einem einheitlichen Gesichtspunkt zu betrachten sind. Der erste Funktionskreis betrifft die Atmung, der zweite die Nahrungsaufnahme und Verdauung, der dritte das System der Harn- und Geschlechtsorgane und die sexuelle Potenz. Ein anderer Akupunkturmeridian trägt den schönen Namen »Meister des Herzens«. Auch das »Gefäß der Empfängnis« klingt sehr poetisch.
Für den im westlichen Denken erzogenen Mediziner haben solche Namen wenig mit den Begriffen der Wissenschaft zu tun, andererseits kennt ja auch die Schulmedizin eine Fülle von anatomischen Namen, die bestimmten Körperregionen zugeeignet sind.
Die Chinesen bezeichnen die Akupunkturpunkte mit Namen, die ins Deutsche beziehungsweise auch in andere Sprachen übersetzt worden sind. In der europäischen Nomenklatur sind es nur noch Meridianpunkt-Nummern wie Dickdarm 4, Magen 42 oder Blase 27.
Diese eigene Terminologie mit Verbindungslinien, den Meridianen, die nur hypothetisch gedachte Linien sind, anatomisch nicht nachweisbar, und nichts gemein haben mit irgendeinem Nerven- oder Gefäßsystem, diese nicht greifbare, nicht meßbare Welt verwirrt den westlich geschulten Mediziner und erklärt seine kritische und zurückhaltende Stellungnahme, die oft in krasse Ablehnung umschlägt.
Der Kenner der Akupunkturmeridiane weist allerdings darauf hin, daß beispielsweise der Herzmeridian genau den Verlauf nimmt, der vom Angina-pectoris-

Kranken als Schmerzausbreitung beim schweren Anfall exakt angegeben wird.
Wie stellen sich die Akupunkteure selbst die Wirkungsweise ihrer Behandlungsmethode vor, wie erklären sie die Wirkungsmechanismen? Dazu muß man vorausschicken, daß die einzelnen Schulen sehr unterschiedliche Auffassungen haben. Um die Verwirrung nicht zu vergrößern, seien nur die Grundtendenzen angedeutet.
Einheitlich werden folgende Begriffe verwandt:

- Die Pulsdiagnostik
- die Akupunkturpunkte
- die Meridiane
- Yang und Yin als Ausdrücke für »Fülle« und »Leere« bei optimalem, beziehungsweise gestörtem energetischen Gleichgewicht
- der große Energiekreislauf
- der kleine Energiekreislauf.

Die Behandlungsmethoden sind:
- Nadelstich
- elektrische Reizung des Akupunkturpunktes
- Massage des Akupunkturpunktes
- Moxibustion des Akupunkturpunktes, das heißt Abbrennen einer Moxa, einer Wiesenbeifuß-Zigarette, über dem Akupunkturpunkt.

Um die Pulsdiagnostik verständlich zu machen, muß man zunächst wissen, daß nach altchinesischer Darstellung in den Meridianen eine sogenannte Lebensenergie – Ch'i – kreist. Professor Schifftler äußerte dazu: »Sie wird unterstellt wie das Ding an sich, aber mit solchen philosophischen Kategorien kann man nicht praktische Medizin betreiben.«
Diese Lebensenergie wird getragen von den Antagonisten Yang und Yin. Yang ist das Symbol der Wärme, der Kraft, der Männlichkeit. Yin hingegen ist das Symbol der Kälte, der Schwäche, des Weiblichen. Für beide Symbole haben die Chinesen noch mehr charakteristische Bezeichnungen. Beide Phänomene stehen in Abhängigkeit voneinander und haben auch jeweils einen geringfügigen Teil des anderen in sich, so wie beim Mann – um ein anderes Beispiel zu nennen – auch weibliche Hormone nachzuweisen sind, umgekehrt die Frau geringfügige Anteile des männlichen Hormons besitzt.
Bei ausgeglichener Energie, so lehren die Chinesen, herrscht Gesundheit, überwiegt jedoch der Yang-Pol, so ist das Gleichgewicht gestört, Krankheit breitet sich aus. Ebenso wird ein Übergewicht des Yin-Pols, also eine Zunahme an Kälte, zur Abweichung vom idealen Gesundheitszustand führen. Die Akupunktur dient der Wiederherstellung dieses Gesundheitsgleichgewichts.
Die Akupunkturpunkte, die zu einem Organ oder einer Organfunktion gehören, sind durch die 14 Meridiane miteinander verbunden. So gibt es einen Meridian des Herzens, des Dünndarms, der Blase usw. Die Meridiane verlaufen in Längsrichtung des Körpers. Zwölf Meridiane stellen die Leitungsbahnen des großen Energiekreislaufs. Und nach chinesischer Darstellung wird jedes Organ einmal innerhalb

von 24 Stunden von dieser Energie besonders kräftig durchströmt. Zwei weitere Meridiane mit Akupunkturpunkten verlaufen jeweils in der Mitte der Vorderseite des Körpers, das sogenannte Konzeptionsgefäß, und auf der Rückseite, das Gouverneursgefäß. Sie bilden den kleinen Energiekreislauf.

Neben den genannten Meridianen und Gefäßmeridianen gibt es auch noch Sekundärgefäße und Sondermeridiane. Eine rasche und intensive Wirkung – so sagen die Akupunkteure – komme dadurch zustande, daß verschiedene Meridianpunkte untereinander durch Nebengefäße eng verbunden seien, ähnlich wie bei einem Kanalsystem.

Ein sensibler Akupunkteur, so wird behauptet, vermag nun die Energien in ihren Differenzierungen zu erfassen. Diese Pulsdiagnose kennt nicht nur die den westlichen Medizinern bekannte Pulsstelle in Höhe des Handgelenks, sondern auch eine Stelle vor und hinter dem normalen Puls. Außerdem unterscheidet der Akupunkteur eine oberflächliche von einer tiefgelegenen Pulsstelle und an zwei Punkten auch noch eine mittlere Pulswahrnehmung. Jeder Puls entspricht einem Organ beziehungsweise einem Organmeridian. Der Vergleich der Beschaffenheit der verschiedenen Pulse, also die Pulsqualitäten, gibt ihm Aufschluß über den Funktionszustand der einzelnen Organe. Nach Angabe geübter Akupunkteure kann es so bei akuten Notfallsituationen schnell zu einer Differential-Diagnose kommen, eine unter Umständen lebensrettende Diagnose. Daß der Akupunkturarzt alle übrigen Diagnoseverfahren wie Röntgen- oder Laboruntersuchungen zur Abklärung des Befundes heranzieht, versteht sich von selbst.

Die Deutsche Akademie für Akupunktur e. V. lehnt die Pulsdiagnostik und die »philosophische Akupunktur« ab. Sie hat analog der Entwicklung in China den Schritt von der Philosophie zu den Naturwissenschaften vollzogen.

Diese Schule lehrt, daß die Punkterregung über das Sympathikus-Nervensystem verläuft. Der Beweis: Unterspritzt man einen Akupunkturpunkt mit einem Lokal-Anästhetikum, wie es der Zahnarzt verwendet, damit das Zahngebiet »pelzig« (das heißt gefühllos) wird, dann bleibt der Akupunktureffekt aus. Oder: Wird bei einem halbseitig gelähmten Patienten genadelt, ist auf der gelähmten Seite kein Effekt, auf der gesunden Seite, wo die Nerven intakt sind, jedoch ein guter Akupunktureffekt. Beide Beispiele werden als Beweis für die nervale Wirkung der Akupunktur angesehen. Die Deutsche Akademie für Akupunktur in München lehnt daher alle Akupunkturerklärungen ab, die mit »Himmel und Erde« und »verdorbenen Energien« zu tun haben.

Wie findet man Akupunkturpunkte?

Der Durchmesser eines Akupunkturpunktes beträgt 1–3 Millimeter. Aus jahrhundertealten Erfahrungen kennt man eine große Zahl von Akupunkturpunkten, weiß um ihre Beziehungen zu

Organen und Körperregionen. Andererseits läßt sich heute nachweisen, daß der elektrische Hautwiderstand an Akupunkturpunkten gegenüber dem umgebenden Gewebe vermindert ist. Aufgrund dieses elektrophysikalischen Nachweises ist es mit Hilfe von Geräten möglich, diese Punkte leichter zu finden. Wie das magische Auge beim Radio die Schärfeneinstellung anzeigt, so registriert das Gerät über ein »magisches Auge«, ob der Akupunkturpunkt richtig anvisiert ist. Ein leichter Druck der Spitze, die wie eine Kugelschreiberspitze aussieht, markiert den Punkt für den Einstich. Im übrigen findet sich der Akupunkturpunkt immer an der gleichen Hautstelle, in den gleichen anatomischen Gegebenheiten, lehrt der französische Akupunkteur Dr. René Bourdiol.

Die Nadeln werden zwei bis zehn Millimeter, bisweilen auch tiefer, in die Haut eingestochen. (Hier entscheiden Diagnose, Wahl des Metalls und Nadeltechnik.) Sie verbleiben bis zu zehn Minuten im Akupunkturpunkt, nur in Ausnahmefällen länger. Je nachdem ob der Akupunkteur beruhigen oder anregen will, verwendet er Goldnadeln – zur Anregung – oder Silbernadeln – zur Beruhigung. Starke Nadelreize hemmen die Organtätigkeit, schwache regen sie an.

Die Vertreter der Akupunkturbehandlung sagen, daß ein Organ über einen druckempfindlichen Akupunkturpunkt, der eine andere Beschaffenheit als seine Umgebung hat, nach außen eine Alarmmeldung über einen krankhaften Zustand abgibt. Andererseits müsse es dann auch möglich sein, auf dem gleichen Reflexweg durch den Nadelreiz das erkrankte Organ im Sinne einer reiztherapeutischen Umstimmung zu beeinflussen. Und Reiztherapie praktiziert ja auch die Schulmedizin. Der Reflexweg läuft dabei auf direkten lokalen Bahnen, während die Ohr-Akupunktur (siehe nächstes Kapitel) den Reflexweg über Gehirnstrukturen wählt.

Der Akupunkteur wird meistens zur Behandlung mehrere Punkte anstechen oder eine sogenannte Punktkombination praktizieren, die ebenfalls auf jahrhundertealten Erfahrungen beruht und durch moderne Akupunkturärzte bestätigt und erweitert worden ist.

Akupunkturärzte suchen die verschiedenen Auffassungen über die Wirkungsmechanismen der Akupunktur zu kombinieren. Die einen sprechen von Reiztherapie, die anderen von Verschiebung des energetischen Gleichgewichts, das mit Hilfe der Nadelung wiederhergestellt wird. Da der Energieumlauf nach chinesischer Auffassung im Uhrzeigersinn nach einem ganz bestimmten, ja, man könnte fast sagen Versorgungsplan abläuft, glaubt der Akupunkteur, das energiegeschwächte Organ dadurch stärken zu können, indem er dem vorhergehenden Organ – immer nach den Vorstellungen des energetischen Versorgungsplanes – Energie zuführt, damit, so Dr. von Leitner, »diese vermehrte Energie dem nächstfolgenden Organ zugute kommt«.

Die Akupunktur-Ärzte haben in der Zwischenzeit eine Fülle wissenschaftlicher Beweise vorgelegt – wie sie sagen –, die objektivierbar sind, das heißt, nicht allein auf subjektiven Äußerungen von Patienten beruhen, sondern unter wissenschaftlichen Kriterien erfolgten. So zitiert Dr. von Leitner Beobachtungen des Zentraluntersuchungsinstitutes in Peking, wo akupunktierten Patienten nach einer Gallenkolik Blut entnommen und Patienten ohne Akupunkturbehandlung injiziert worden ist. Überraschendes Ergebnis: Die Gallenkolik verschwand. Es sei anzunehmen, daß diese Blutübertragung eine Veränderung des Stoffwechselgefüges bewirkt habe, die krampferzeugende Substanzen blockiert oder herabsetzt.

Chinesische Akupunktur-Ärzte haben die Methoden weiterentwickelt und auch zur Schmerzbekämpfung bei Operationen eingesetzt. Inzwischen sind von Bildreportern und Fernseh-Teams zahlreiche Dokumente über Operationen unter Akupunktur-»Narkose« nach Europa gelangt. Ärzte haben vorgeschlagen, besser von Akupunktur-Analgesie zu sprechen. Die Mediziner haben dazu in den letzten Jahren sehr unterschiedliche Ansichten geäußert, von radikaler Ablehnung bis zur Äußerung des schweizerischen Professors Dr. Marcel Gemperle, Direktor des Universitäts-Institutes für Anästhesie am Kantons-Spital in Genf. Er schrieb nach einer Reise durch China: »Ich muß Ihnen gestehen, daß ich nach diesen beiden Demonstrationen sehr verwirrt, ja geradezu perplex war. Es muß etwas an der Sache sein, was uns, auf jeden Fall mir persönlich, entgeht, was aber verdient ernsthafter untersucht zu werden.«

Ernsthafter untersucht haben die Anästhesie-Ärzte der Universitätsklinik Gießen das Verfahren. Seit Oktober 1973 haben sie nicht nur eine eindrucksvolle Zahl von Operationen am offenen Herzen unter Akupunktur-Analgesie durchgeführt, sondern auch andere chirurgische Eingriffe. Ganz haben die Anästhesisten allerdings auf eine einleitende Narkosebehandlung nicht verzichtet, doch die geringfügigen Narkotikagaben hätten für eine mehrstündige Betäubung nicht ausgereicht, wie Dr. Dr. med. H. Herget, Oberarzt an der Abteilung für Anästhesiologie, betonte. Er wies auch daraufhin, daß erst diese geringfügigen Dosen in der Lage gewesen seien, den Patienten so zu entspannen, daß eine wirksame Elektrostimulation mit den Nadeln überhaupt möglich wurde.

Vor allem bei älteren Patienten, die manchmal nur bedingt narkosefähig sind, bestehe dank dieser Methode noch die Chance einer Operation und damit die Chance des Überlebens. Die Mehrzahl der Patienten habe sich positiv über die neue Methode der Schmerzausschaltung geäußert.

Was sagt nun die Schulmedizin?

Zwei Stimmen dazu:

1. Prof. Dr. med. Frey, Direktor des Instituts für Anästhesiologie an der Universität Mainz, ist vom wissenschaftlichen Beirat der Bundesärztekammer gebeten worden, in Sachen Akupunktur ein Gutachten abzugeben.
2. Dr. Horst Bourmer, Vizepräsident der Bundesärztekammer, Chirurg und

Anästhesist, nach einer Studienreise durch China im Frühjahr 1974.

Prof. Dr. Frey: »Ich glaube, daß die Akupunktur nur ein Vehikel ist, ein Hilfsmittel zur psychologisch-suggestiven Beeinflussung des Patienten. Ich habe auch in der Analgesie niemals gesehen, daß nur mit Akupunktur eine volle Analgesie erreicht wurde. Und ähnlich ist es in der Therapie, die ja 4000 Jahre alt ist. Vor 4000 Jahren mag es das Mittel der Wahl gewesen sein. Heute sollte erst eine Diagnose gestellt werden. Es sollte dann mit den modernen Medikamenten oder auch durch Operation dem Kranken geholfen werden. Wenn alles andere dann nicht mehr hilft, dann sollte man die Akupunktur verwenden als Hilfsmittel zur psychisch-suggestiven Beeinflussung. Man sollte aber auch die Fehler, Gefahren und Risiken dieser Methode berücksichtigen und erwähnen. Das ist bisher zu wenig geschehen, es sind Diagnosen verschleiert worden, beispielsweise Krebsdiagnosen oder Appendizitisdiagnosen. Allein aber mit Akupunktur eine Therapie zu betreiben, das war vor 4000 Jahren berechtigt, heute ist es nicht mehr berechtigt. Es gibt vielleicht psychisch zu beeinflussende funktionelle Leiden, bei denen man mit Hilfe der Akupunktur die suggestive Wirkung des Arztes verstärken kann. Mehr sehe ich in der Akupunktur nicht.«

Dr. med Horst Bourmer: »Als Facharzt für Chirurgie und Anästhesie und nach einer immerhin 31jährigen Erfahrung in der westlichen Medizin und als ein in der kritischen, analytischen Denkweise der westlichen Medizin geschulter Arzt haben mich die Berichte in den Medien in Deutschland, aber auch im Fernsehen, über manchmal doch recht sensationell anmutende Erfolge mit der Akupunktur interessiert. Ich kann nicht verhehlen, daß ich diesen ganzen Berichten außerordentlich skeptisch gegenüberstand und natürlich noch stehe. Jedoch haben mir die Eindrücke, die ich in China selbst gewinnen konnte, einiges an Skepsis genommen, meine Neugier geweckt und mich zu der Überzeugung kommen lassen, daß man diese Methode nicht einfach ablehnen kann.

Hinsichtlich ihrer therapeutischen Maßnahmen blickt diese Akupunktur-Methode immerhin auf eine 4000jährige Geschichte zurück, und man darf wohl bei aller Kritik der Überzeugung sein, daß eine Methode, die reiner Bluff ist, sich sicherlich keine 4000 Jahre hält.

Ich bin der Auffassung, daß man sich über die Frage der Wirksamkeit und der Anwendbarkeit der Akupunktur-Narkose nicht mit westlichem Hochmut hinwegsetzen und zur Tagesordnung übergehen kann, sondern daß man sich ernsthaft bemühen muß, diesen Dingen auf den Grund zu gehen. Die Tierversuche der Chinesen sind ein Weg, den man auch hier in Deutschland im Tierversuch überprüfen können müßte. Ich glaube auch, daß sich die physiologischen Chemiker bemühen könnten, diese Dinge nachzuvollziehen und auf ihren Wahrheitsgehalt weiter zu prüfen. Die therapeutische Anwendbarkeit, die uns natürlich immer wieder frappiert, bedarf insofern auch einer

Überprüfung, weil ich befürchte, daß einige Enthusiasten sich dieser noch als Außenseiter-Methode angesehenen Therapieform bemächtigen und sie durch ungezielte und unkritische Anwendung in Mißkredit bringen.«

Informationen für den Patienten

In der Bundesrepublik praktizieren über 500 Ärzte die Methoden der Akupunktur. Bei vier Gesellschaften können Sie die Adresse eines Arztes in der Umgebung Ihres Wohnortes erfahren.

1. *Deutsche Ärztegesellschaft für Akupunktur e. V.*
   1000 Berlin 12
   Sybelstraße 37

2. *Deutsche Akademie für Akupunktur e. V.*
   8000 München 40
   Olympisches Dorf
   Connollystraße 26

3. *Deutsche Akademie für Aurikulo-Medizin e. V.*
   8000 München 40
   Olympisches Dorf
   Connollystraße 26

4. *Deutsche wissenschaftliche Ärztegesellschaft für Auriculo-Therapie e. V.*
   729 Freudenstadt/Schwarzwald
   Lauterbachstraße 17a I

Der Abstand zwischen den einzelnen Behandlungen soll im allgemeinen 5 bis 7 Tage betragen. Es gibt verständlicherweise keine generellen Maßstäbe für die Behandlungsdauer, sehr oft genügen schon 3 bis 4 Akupunkturbehandlungen, die Grenze liegt zwischen 10 bis 15 Sitzungen. Im Falle einer seit Jahren bestehenden Trigeminus-Neuralgie erfolgten nach Auskunft von Dr. von Leitner aber auch schon über 20 Akupunkturbehandlungen; zusätzliche Erkrankungen hatten zum Wiederaufflackern der Trigeminus-Neuralgie geführt.

Nach der ersten Akupunktur kann unter Umständen eine Verschlechterung des Leidens als Akupunkturreaktion eintreten. Das ist nicht ungewöhnlich und sollte nicht beunruhigen.

Und auch das sollte nicht verschwiegen werden: Wie jede medizinische Behandlungsmethode führt auch die Akupunktur nicht immer zum Erfolg. Die Therapieversager werden mit 10–20 Prozent angegeben.

Akupunkteure sind keine Wunderheiler. Erwarten Sie also bitte auch keine Wunder!

Ohr-Akupunktur

Der Kronzeuge

»Ich war Malermeister, hab' Beschwerden gehabt im rechten Ellenbogengelenk. Ging dann zu meinem Hausarzt, der hat mir Spritzen gegeben, einige, dann wurde mir nahegelegt, eine Operation vornehmen zu lassen. Das ist auch gemacht worden, und ca. 1 Jahr später hatte ich die gleichen Schmerzen wieder. Ich wurde noch einmal operiert, erfolglos, wieder Spritzen. Mein Hausarzt hat mir dann geraten, zu einer Ohr-Akupunktur zu gehen, und das hab' ich versucht. Hab' mich angemeldet, und bei der ersten Ohr-Akupunktur war es schon, kann man sagen, zu 90 Prozent weg. Beim zweiten Mal ganz. Keine Schmerzen mehr, keine geschwollene Hand, nichts mehr!«
(Josef W., München).

Das muß man zuerst wissen

Ohr-Akupunktur, eine der spektakulärsten Methoden der Akupunktur, zeichnet sich durch eine besondere Attraktion aus. Zur Diagnose verwendet der Aurikulo-Mediziner ein sogenanntes Punctoscop, ein Gerät, das ihm auf der Ohrmuschel jene Akupunkturpunkte anzeigt, die mit einem krankhaften Geschehen, sei es seelischer oder körperlicher Art, verbunden sind. Das Raffinierte daran ist, daß nur *der* Akupunkturpunkt mit diesem Gerät geortet werden kann, der auch wirklich krank ist. Darüber mehr unter der Rubrik »Wie erklären sie es«. Nur soviel – wenn ein Patient an einer Gallenentzündung leidet, so wird der Gallepunkt sein Leiden

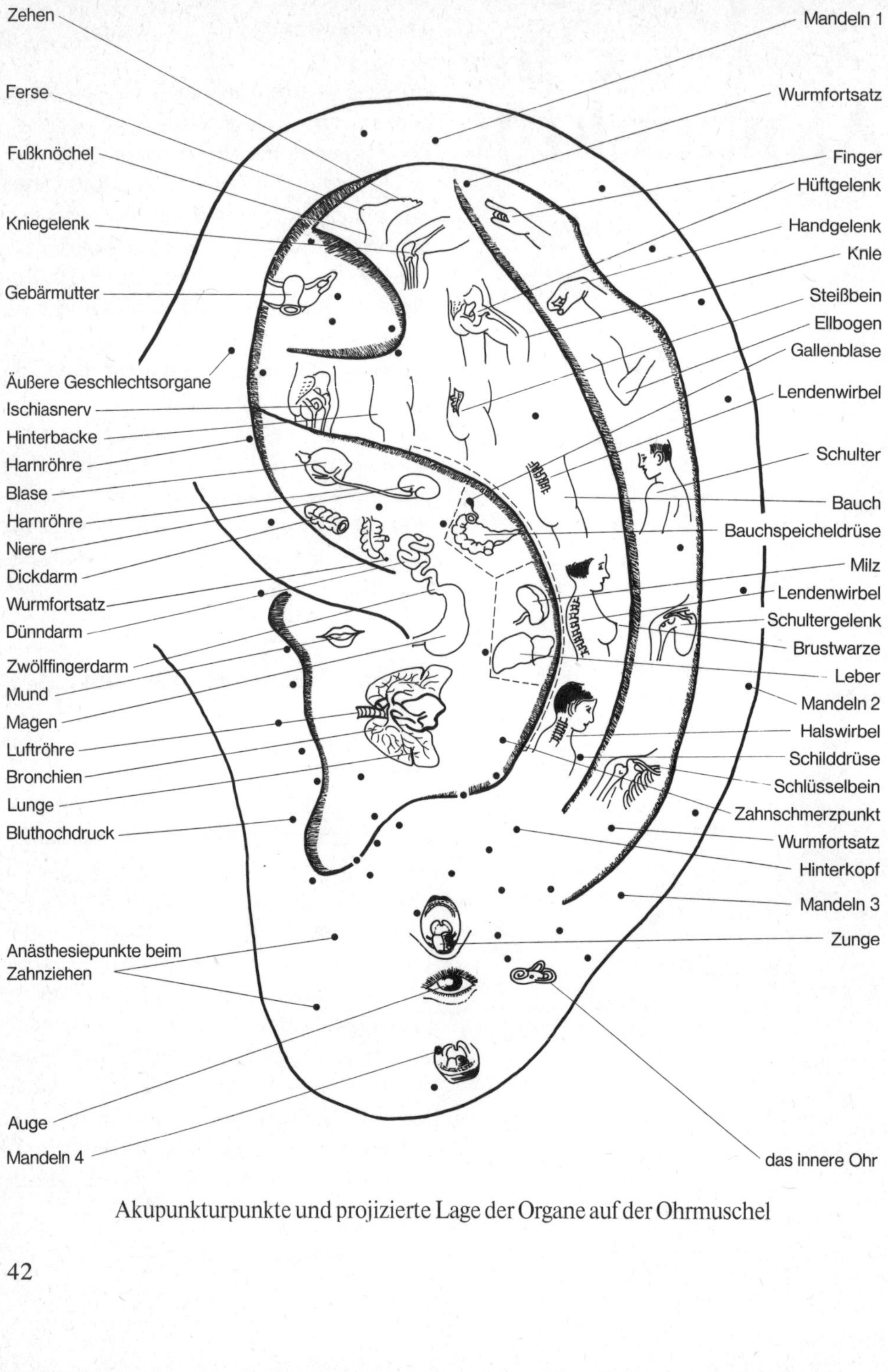

Akupunkturpunkte und projizierte Lage der Organe auf der Ohrmuschel

verraten; das Gerät wird den Punkt am Ohr registrieren. Jedoch – keine Registrierung am Ohr, wenn die Galle gesund ist.

Die Ohr-Akupunktur geht davon aus, daß die Ohrmuschel einem umgekehrten Embryo in der Gebärmutter ähnelt. Der Kopf wird also nach unten ins Ohrläppchen projiziert. Die Zahl der auf dem Ohr abgebildeten Punkte ist nach oben nicht begrenzt, da sich der ganze Körper im Ohr in seinen Reflexpunkten wiederfindet. (Damit sind also alle Punkte wichtig!)

Warum der feine Nadelstich am Ohr Krankheiten heilen kann oder sogar bei Operationen den Schmerz auszuschalten vermag, darüber gibt es von seiten der Aurikulo-Medizin Erklärungen, die noch von Schulmedizinern in Zweifel gezogen werden. Das Phänomen selbst aber wird auch von ihnen nicht mehr in Frage gestellt.

Mehr darüber im Abschnitt »Wie erklären sie es«.

Die neue Akupunktur, die Ohr-Akupunktur, wird nach Mitteilung ihrer ärztlichen Berufsvertretung nur von Ärzten ausgeübt. Da ihre Anwendung umfangreichere Kenntnisse in der Medizin voraussetzt, bildet die »Deutsche Akademie für Aurikulo-Medizin e. V.« (»auricula«, lat., bedeutet »Ohrmuschel«) keine Heilpraktiker aus.

Der Leiter der Akademie, Dr. med. Frank R. Bahr, hält im übrigen die Wirkung der Ohr-Akupunktur für wesentlich stärker als die der klassischen Akupunktur; die Vertreter dieser Richtung wiederum bezweifeln das.

Das interessiert am meisten

Die Ohr-Akupunktur wirkt über kurze Reflexwege zu Gehirnzentren; sie ist daher bei allen Krankheiten geeignet, deren Schmerzzustände sich im Gehirn festgesetzt haben.

Das gilt insbesondere für Phantomschmerzen, einen Schmerz, der im Gehirn existiert, während der entsprechende Körperteil schon längst amputiert ist. Auch alle chronischen Schmerzzustände, beispielsweise langdauernde Migräne, Trigeminusleiden (Gesichtsneuralgien) und Ischiasschmerzen, sollen auf diesem Wege beeinflußt werden können. Ebenfalls wirksam bekämpft werden Allergien, wie Heuschnupfen und Asthma. Wegen der unmittelbaren Einwirkung auf das Gehirn wird auch die Beeinflussung der Suchtkrankheiten angestrebt: Drogensucht, Medikamentensucht, Freßsucht, Nikotinsucht und Alkoholsucht.

Auch Depressionsneurosen, Angstneurosen und Organneurosen können nach Aussagen von Patienten geheilt werden. Das Spektrum der Behandlungsmöglichkeit und Heilung wird als sehr weit bezeichnet, vom sogenannten Tennis-Arm über Gürtelrose bis zur Bronchitis.

An die Grenzen der Behandlung stößt die Aurikulo-Medizin bei den Krankheiten mit massiven organischen Veränderungen wie Krebs oder Tuberkulose und den echten Psychosen, etwa Schizophrenie. Nieren- oder Gallensteine überläßt die Ohr-Akupunktur dem Chirurgen.

Wer und was steckt dahinter?

Einige Ohrpunkte waren schon Hippokrates bekannt; auch die Chinesen früherer Epochen hatten bereits Kenntnis von einigen Ohrpunkten als sogenannten Meridian-Endpunkten. Das chinesische Lehrbuch der Ohr-Akupunktur (Ausgabe Nanking 1973) bestätigt dem französischen Akupunktur-Arzt Dr. Nogier, daß er die Ohr-Akupunktur neu entwickelt hat. Ein Zufall, wie fast immer in der Geschichte der Menschheit und der Medizin, war der Anlaß weiterer Forschungen. 1951 kam zu Dr. Nogier ein Patient, der eine Narbe am Ohr hatte, und erzählte, daß ein Heilkundiger aus dem Mittelmeerraum ihm diese Narbe zur Heilung eines Ischiasleidens gebrannt habe. Und der Ischiasschmerz sei tatsächlich seither verschwunden.
Statt sich mit dieser Tatsache achselzukkend zu begnügen, ging Dr. Nogier der Sache nach. Er forschte nach möglichen weiteren Akupunkturpunkten am Ohr und hatte bis 1956 etwa 30 Punkte am Ohr entdeckt, deren Lage und Beziehung zu Organen ihn dazu brachte, darin das Abbild eines auf dem Kopfe stehenden Embryos zu sehen.
Seine Entdeckung wurde in einer deutschen Akupunkturzeitschrift veröffentlicht und gelangte wiederum durch einen Zufall 1957 nach China – zu einem Zeitpunkt, als Mao Tse-tung die Rückbesinnung auf die Akupunktur in der chinesischen Medizin forderte.

Schema-Projektion der Organe auf das Ohr

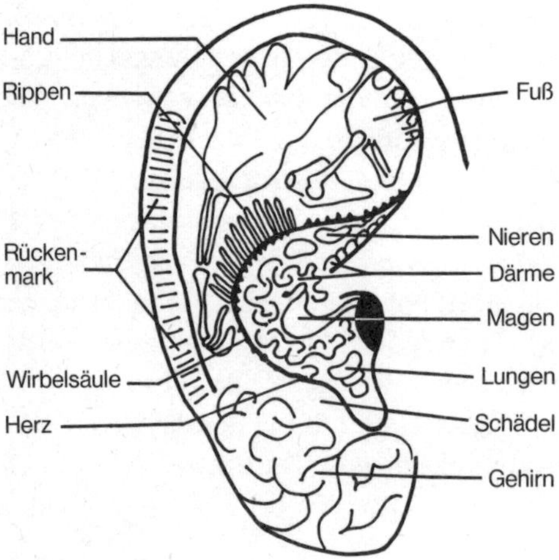

Wie erklären sie es?

Wie schon dargestellt, ist die Ohrmuschel für die Aurikulo-Mediziner das Abbild eines auf dem Kopfe stehenden Embryos mit der Wirbelsäule, den Organen und Extremitäten (siehe Abbildung). Eine ähnliche Projektion aller Körperteile findet man übrigens auch auf der Großhirnrinde.
Für die Vertreter dieser Richtung ergibt sich daraus die zwingende Logik, alle Akupunkturpunkte auf diesen paar Quadratzentimetern der Ohrmuschel zu suchen. Der Durchmesser eines solchen Punktes wird mit einem Zehntel Millimeter angegeben.
Die Akupunkturpunkte werden zwar nach den gleichen Methoden gesucht wie von Medizinern und Heilpraktikern, die Körper-Akupunktur betreiben, jedoch besteht in der Diagnostik ein gravierender Unterschied. Am Ohr treten die Aku-

punkturpunkte nur dann in Erscheinung, wenn eine Funktionsstörung, eine Disharmonie, kurz ein krankhafter Zustand vorliegt. Beim gesunden Menschen wird der Ohr-Akupunkteur elektronisch keinen Punkt finden. Die Ohr-Akupunktur kann nach der Darstellung ihrer Vertreter Krankheiten entdecken und differenzieren wie kaum eine andere Methode, insbesondere bei unklaren Krankheitsfällen. Bei hormonellen Störungen beispielsweise lassen sich die geringen Hormonsubstanzen schwierig im Labor nachweisen, während die Hormonpunkte am Ohr relativ leicht aufzuspüren sind.

Es habe sich zum Beispiel gezeigt, sagt Dr. Bahr, daß wesentlich mehr Migränearten als ursprünglich angenommen einen östrogenen Mangel aufweisen, und durch entsprechende Nadelung des Punktes als Primärtherapie und Zuführung geringer Östrogengaben könne dann so eine Migräneform sehr gut beeinflußt werden. Ebenfalls weithin unbekannt sei, daß sehr viele Migräneformen durch eine Verspannung der Gallenwege hervorgerufen würden. Diese Verspannung der Gallenwege sei laborchemisch und röntgenologisch oft nur schwer oder nur ganz schwach zu verifizieren, dagegen sei der Punkt der Gallenwege am Ohr oftmals stark. Durch entsprechende Therapie am Ohr und gegebenenfalls noch pflanzliche Medikamente könne diese Migräneart sehr gut beeinflußt werden. Eine dritte sehr wichtige Migräneart sei die Migräne aufgrund einer Nervenentzündung, die von defekten Halswirbeln verursacht werde. Hierbei zieht der Schmerz von hinten nach vorn. Viertens können auch Depressionen Migräne auslösen. Typisch hierfür ist, daß normale Schmerzmittel gar nicht helfen. Der Ohr-Akupunkturarzt findet zunächst diagnostisch den Punkt der »Freude« am Ohrläppchen und kann damit die Therapie der Depression einleiten.

Wie man den Punkt überhaupt findet, fragt sich natürlich jeder Patient. Die Ohr-Akupunkturärzte erklären das so: Zuerst kommt es im entsprechenden Gehirnzentrum zu einer vermehrten Nervenaktivität. Durch den Reflexbogen zur Ohrmuschel erhält nun auch der korrespondierende Ohrpunkt eine vermehrte Nervenaktivität; das bedeutet: die elektrische Leitfähigkeit erhöht sich. Vermehrte Leitfähigkeit aber läßt sich mit einem Hautwiderstandsmessungsgerät, dem Punctoskop, sehr einfach messen.

Der Wirkungsmechanismus der Akupunktur über das Ohr ist nach Darstellung der Aurikulo-Mediziner anders zu erklären als bei der Körper-Akupunktur.

Für den Münchner Mediziner Dr. Frank R. Bahr ist die Wirkungsweise eindeutig: »Die Ohr-Akupunktur wirkt nicht über das sympathische Nervensystem, sondern über reticuläre Fasern im Gehirnstamm. Und diese Fasern im Gehirnstamm sind alle miteinander netzförmig in Verbindung (»reticulum« heißt »kleines Netz«). Wissenschaftliche Forschungen an verschiedenen Universitäten haben durch Mikro-Elektrodenableitungen erbracht, daß die Ohr-Akupunktur oder auch Neue Akupunktur, wie sie in China genannt wird, über ganz bestimmte Gehirnformationen wirkt.

Diese Gehirnstrukturen bestehen aus der netzartigen grauen Substanz, die als wichtige Schaltstelle die Reize aus dem Körper verarbeitet, bevor sie in die Großhirnhemisphären gehen. Damit laufen alle wichtigen Reize durch die Formatio reticularis und können auch hier beeinflußt werden. Wenn man nun diese Formatio reticularis in geeigneter Weise reizt, kann über diese netzartige Verflechtung ein Einfluß auf das entsprechende Organ ausgeübt werden.«

Da die Aurikulo-Medizin von anderen Theorien ausgeht, sind die Methoden auch differenzierter. Normalerweise ist beim Menschen eine Hirnhälfte dominant; beim Rechtshänder ist der linken Hirnhälfte eine größere Aktivität zuzuschreiben als der rechten Hirnhälfte und umgekehrt. Nun gibt es jedoch Menschen, bei denen sozusagen ein paar offene Türen zwischen beiden Hirnhälften sind, das heißt, sie denken mit beiden Hirnhälften; sie sind sozusagen Links- und Rechtshänder gleichzeitig. Bei der normalen Akupunktur laufen die Reize nun – anders als bei der Ohr-Akupunktur – über die sympathischen Fasern. Das sympathische Nervensystem, das überall dort mitmischt, wo wir keinen Einfluß darauf haben, also auf Atmung, Blutkreislauf, Blasen- und Darmtätigkeit, veranlaßt uns ja oft genug, zum Arzt zu gehen, weil eben der Kreislauf oder die Herztätigkeit nicht so will, wie wir wollen. Über diese sympathischen Fasern also verebben die normalen Akupunkturreize der Körper-Akupunktur einseitig, in einer Gehirnhälfte, während die andere ebenfalls aktive Gehirnhälfte leer ausgeht. Daher gaben wohl auch die ganz alten Lehrbücher der Chinesen schon die Anweisung, bei der Körperakupunktur immer beide Seiten, links und rechts, zu stechen.

Der Aurikulo-Mediziner kennt nun einen Ohr-Punkt, der ihm erstens etwas über die Gehirn-Dominanz seines Patienten verrät und der zweitens eine Fehlsteuerung des Akupunkturreizes ausschließt. Mißerfolge in der Behandlung oder auch bei Analgesien, Schmerzausschaltungen bei Operationen, sind darum nach Meinung erfahrener Aurikulo-Mediziner auf mangelnde Kenntnis der Akupunkteure zurückzuführen. »Diese Mißerfolge der Körperakupunktur«, sagt Dr. Bahr, »sind nach einer speziellen Vorbehandlung durch Ohr-Akupunktur zu behandeln.«

Von seinem Lehrer, Dr. Nogier, wird dem Münchner Arzt attestiert, daß »er als einziger geeignet sei, die Grundbegriffe der Methode in seiner Akademie zu lehren«. Der französische Arzt glaubt, von *Fehlern* bei der Unterrichtung über die Ohr-Akupunktur warnen zu müssen, die nach seiner Meinung für den Patienten und den behandelnden Arzt gefährlich werden könnten. Damit wird zum ersten Mal darauf hingewiesen, daß Akupunktur bei falscher Anwendung nicht ungefährlich sein kann.

»Die wissenschaftlichen Beweise liegen«, so betont Dr. Bahr, »in erster Linie an den erwähnten Mikroelektroden-Ableitungen der verschiedenen Gehirnformationen.« Er wies auch darauf hin, daß sehr viele Tierversuche unternommen würden, um den ab und zu geäußerten Vorwurf,

daß alles Hypnose oder Suggestion sei, zu widerlegen.
Den Tieren, meistens Hasen, werden die Augen mit einer Augenklappe verbunden, so daß auch nicht ein suggestiver Blick oder ähnliches unterstellt werden könnte. Und an diesen Hasen werden beispielsweise Schmerzversuche unternommen. Nach erfolgter Ohr-Akupunktur kann man messen, wie stark die Schmerzwelle angehoben wurde. Das heißt, der Reiz wird kaum mehr gespürt, so daß auch Operationen an dem Tier möglich sind.
Ein weiterer Beweis: Während der Ohr-Akupunktur ist ein nachweisbarer Anstieg einer Neurotransmitter-Substanz festzustellen. Die Neurotransmitter-Substanz ist die neurochemische Substanz, die die Gehirn-Informationen von einer Zelle auf die andere Gehirnzelle weitergibt.
Durch gezieltes Einspritzen dieser gewonnenen Substanz, in ein Kaninchen zum Beispiel, kann man nun die Akupunkturwirkung übertragen, die bei einem ersten Kaninchen erreicht wurde. Das heißt, man gibt einem ersten Kaninchen Ohr-Akupunktur, wartet 15 Minuten ab. Aus dem Gehirn des Tieres wird diese Substanz entnommen, dem nächsten Kaninchen eingespritzt, und dann zeigt auch dieses Kaninchen die typischen Ohr-Akupunktur-Wirkungen, das heißt, die Schmerzschwelle wird ganz deutlich angehoben.
Die Zukunft der Ohr-Akupunktur wird nach Meinung der Aurikulo-Mediziner vor allem auf dem Gebiet der Anästhesie liegen, also der Schmerzausschaltung bei Operationen. Nicht ausgeschlossen wird auch die Möglichkeit einer Beeinflussung der Gedanken durch die direkten Kontakte zum Gehirn. Depressionen und Verstimmungen, aber auch aggressive Zustände können durch Ohr-Akupunktur günstig beeinflußt werden, damit aber sei man, nach Ansicht der Ohr-Akupunkteure, nicht mehr so weit entfernt von der »Gehirnmanipulation durch Nadeln«.

Was sagt nun die Schulmedizin?

Die unterschiedlichen Auffassungen auch unter Schulmedizinern haben Sie bereits im Kapitel Körper-Akupunktur gelesen. Jeder neue ärztliche China-Reisende scheint allerdings ein Stück von der Mauer der Skepsis einzureißen. Abzuwarten bleiben die überall anlaufenden Experimente und Versuchsreihen; abzuwarten bleiben schließlich auch die Dauererfolge bei Patienten.

i Informationen für den Patienten

In der Bundesrepublik praktizieren etwa 500 Ärzte die neue Akupunktur (Ohr-Akupunktur). Die Adresse eines Arztes, der diese Methode beherrscht (in der Fachsprache »Aurikulotherapeut«), können Sie von zwei Gesellschaften erfahren (siehe S. 39).
Der Zeitraum zwischen zwei Behandlungen ist länger als bei der klassischen Körper-Akupunktur. Das wird durch die länger anhaltende Wirkung erklärt. Auch die Zahl der Behandlungen ist geringer; im Normalfall drei bis fünf Sitzungen.

Bruch-behandlung ohne Operation

Der Kronzeuge

»Ich hatte vor einiger Zeit eine Operation, und zwar eine Blinddarmoperation. Ungefähr zwei Jahre später bekam ich Schmerzen, bin zum Arzt gegangen, wurde untersucht, und es wurde festgestellt, daß diese Narbe gebrochen war. Man machte mir den Vorschlag, nochmals zu operieren; das habe ich abgelehnt, denn ich hatte erfahren, daß es auch die Möglichkeit gibt, diese Narbe mit Spritzen zu behandeln. So bin ich hierhergekommen.
Ich hab' vier Spritzen bekommen, das ist jetzt ungefähr ein Jahr her, und ich hab' keine Beschwerden.« (Werner W., München)

Das muß man zuerst wissen

Es ist ein Geheim-Tip unter Bruch-Kranken! Patienten, die beispielsweise unter Leisten- oder Narbenbrüchen leiden, erfahren es durch Annoncen oder von Kollegen, Freunden, Verwandten: Die Operation könne vermieden werden! Bruchheilung ohne Operation sei möglich!
Hier sind, das muß gleich vorweg gesagt werden, Schulmedizin und Außenseitermethode sehr verschiedener Auffassung. Aber es soll auch nicht verschwiegen werden, daß sich Patienten außerordentlich befriedigt über die Bruchbehandlung ohne Operation geäußert haben. »Seit zwei Jahren beschwerdefrei«, lautet das Urteil mancher Patienten, aber Mißerfolge werden nicht geleugnet. Keine Methode in der Medizin ist vollkommen.

Buchstäblich eine Handvoll Ärzte, Individualisten ohne eigene Organisation, bekämpft eines der weitverbreiteten Leiden unserer Zeit mit den unblutigen Mitteln der Injektion oder sogar nur mit Massagebehandlung – und, wie sie behaupten, sehr erfolgreich.

Gewarnt sei an dieser Stelle sofort vor der Gefahr der Selbstbehandlung, sie ist ohne jede Übertreibung tödlich, wie überhaupt das Hinauszögern einer Bruchbehandlung, gleichviel ob die Alternative nun Operation oder Injektion heißt, mitunter lebensgefährliche Konsequenzen haben kann. Die alte ärztliche Weisheit »Über einem eingeklemmten Bruch darf die Sonne weder auf- noch untergehen« kann für jeden Bruch-Kranken von einer Stunde zur anderen aktuelle Bedeutung erlangen.

Die operationslose Injektionsmethode basiert nach Ansicht ihrer Befürworter auf der Erfahrung, daß durch Silicium-Einspritzung – nicht zu verwechseln mit Silikon – eine sogenannte Verschwartung der Bruchpforte eintritt. Silicium ist nach Sauerstoff das am häufigsten vorkommende Element, dessen Mangel im Körper auch Hauterkrankungen wie chronische Ekzeme auslöst.

Die Therapie ist an bestimmte Vorbereitungen gebunden und der Erfolg an eine vom Patienten absolut zu befolgende Nachbehandlung, von der noch die Rede sein wird.

Ganz auf die Injektionsnadel verzichtet eine andere Methode, die die Therapieerfolge mit Hilfe einer Spezialmassage nach Angaben des verstorbenen Dr. Meyer-Grell erzielt, unterstützt durch flankierende Behandlungsmethoden wie Kneippen und gymnastische Übungen.

In beiden Fällen muß während und eine Zeitlang nach Abschluß der Behandlung ein Spezialbruchband getragen werden, allerdings nicht auf Dauer.

Die Massagebehandlung ist unter Umständen nicht ganz schmerzlos, die Injektionsmethode fast schmerzlos, nicht unangenehmer als jede andere Spritze auch.

Im günstigsten Fall ist bei der Massagebehandlung eine Erst-Heilung nach vier bis sechs Wochen zu erwarten. Das Bruchband muß bis zu vier Monate getragen werden. Eine Nachkontrolle ist obligatorisch.

Bei Injektionsspritzen liegt nach Angaben der behandelnden Ärzte eine Erst-Heilung innerhalb einer Woche vor. In der sechs- bis achtzehntägigen Behandlungszeit werden im Abstand von zwei Tagen höchstens bis zu sechs Injektionen gegeben. Wenn der Bruch beim Husten im Stehen nicht mehr hervortritt, ist die erste Phase des Behandlungsziels erreicht. Das Bruchband muß noch sechs Wochen getragen werden. Davon ununterbrochen nur die ersten vierzehn Tage; dann wird es bereits zur Nachtruhe abgelegt, lediglich tagsüber getragen (vier Wochen). Danach wird es jeden Abend eine Stunde früher abgelegt, bis es morgens nicht mehr angelegt zu werden braucht, also ca. vierzehn Tage.

Die Behandlung muß privat bezahlt werden, nur einige Krankenkassen übernehmen teilweise die Kosten, darüber mehr in »Informationen für den Patienten«.

Das interessiert am meisten

Gehöre ich zu jenen Patienten, denen mit dieser Methode geholfen werden kann? Diese Frage stellt sich natürlich jeder Patient, besonders der ältere, der die Operation mit ihren nicht auszuschließenden Risiken scheut. Die Befürworter dieser Methode sagen: Erfolge bei Leistenbrüchen, Hodenbrüchen, Schenkelbrüchen, Nabelbrüchen, Bauchdeckenbrüchen und Narbenbrüchen.
Nicht möglich ist eine Therapie bei: Zwerchfellbruch, Hodenwasserbruch, Krampfaderhodenbruch, auch bei verdrängten Brüchen, die also nicht mehr in den Bauchraum zurückgedrängt werden können, wird eine Injektions-Behandlung abgelehnt, ebenso bei zu großen Bruchpforten, Narbenbrüchen nach Nierenentfernung und bei Narben, unter denen seinerzeit während der Operation zur Gewebsverstärkung ein Nylonnetz eingenäht worden war.
Nach Aussage von Dr. Ludwig ist es mit Hilfe der Massagebehandlung sogar möglich, angewachsene Brüche in 50 Prozent aller Fälle erfolgreich zu behandeln. »Der Patient leidet dabei bittere Not; aber *das* frohe Gesicht, wenn er dann sieht, wie plötzlich der Klumpen verschwindet, den er jahrelang herumgeschleppt hat.«
Die Massagebehandlung setzt eine aktive Mitarbeit des Patienten voraus. Und das sind die einzelnen Therapie-Maßnahmen:

1. Ein Spezialbruchband wird nach den physiologisch-anatomischen Maßen angefertigt und angepaßt.
2. Tägliche Elektrovibrationsmassage durch den Arzt, wobei eine Salbe einmassiert wird, um die Durchblutung an der Bruchpforte zu fördern.
3. Gezielte Kneipp-Kur, um die Gesamtdurchblutung anzuregen.
4. Gezielte Bewegungstherapie und Bauchdeckengymnastik unter Kontrolle des Arztes mit gezielten Übungen zur Kräftigung der Bauchmuskulatur. Täglich zwischen 60 und 80 Übungen je nach Konstitution und Alter.
   Eine dieser Übungen: gestreckte Beine aus der Rückenlage gleichzeitig langsam heben und senken, dabei Druck der Hände auf die Bruchbandpelotte.
5. Nach Entlassung hat der Patient die Salbenmassage und die gymnastischen Übungen fortzusetzen.
6. Alle Vierteljahr Kontrolle des Gesundheitszustandes und des Heilprozesses.
7. Das Bruchband muß Tag und Nacht getragen werden.
8. Bei Hustenanfällen, Niesen, Nasenschnauben, Stuhlgang, Aufstehen oder Hinlegen ist zusätzlich die Hand auf die in Heilung befindliche Bruchstelle zu pressen.
9. Zur Vermeidung jeder Reizung der Schleimhäute und der damit verbundenen Hustenanfälle ist striktes Rauchverbot einzuhalten.
10. Vermehrte Zufuhr kieselsäurereicher Nahrungsmittel, Vermeidung von Teigwaren, süßer oder saurer Nahrungsmittel.

Voraussetzung eines Heilerfolges wird auch von den Vertretern der Injektionsmethode im exakten Sitz des Bruchbandes gesehen und in der Einhaltung ärztlicher Anweisungen. Dr. Siegel: »Die Bruchspritzen sind nur so gut wie der exakte Sitz des Bruchbandes in den sechs Wochen nach der Behandlung. Das Mittel wirkt nur da, wo keine Bewegung stattfindet.«

Wer und was steckt dahinter?

Die Massagebehandlung hat der in den fünfziger Jahren verstorbene Internist Dr. med. Meyer-Grell entwickelt. 1949 erschien von ihm ein Lehrbuch, »Bruchleiden – naturgerechte orthopädische Behandlung«; doch das Echo in der Ärzteschaft blieb gering. Nur wenige Ärzte praktizierten die Methode, die aufgrund der notwendigen medizinischen Kenntnisse einem Masseur nicht überlassen werden darf. Die Einseitigkeit des Verfahrens und das notwendige persönliche, auch physische Engagement trugen vermutlich dazu bei, daß die Massagebehandlung unter Ärzten keinen Anklang fand, obwohl von dem einzigen Arzt, der diese Methode in der Bundesrepublik praktiziert, ein bis zu 70%iger Erfolg angegeben wird.
Die Injektionsbehandlung hat vor über dreißig Jahren der deutsch-amerikanische Arzt Dr. Schreiber weiterentwickelt, indem er der bis dahin verwendeten Injektionslösung Silicium zusetzte. Ärzte, die diese Methode praktizieren, sagen: Silicium sorge normalerweise für die Festigung und Elastizität des Bindegewebes. Das Erfolgsgeheimnis liege darin, daß im Bindegewebe jener bruchempfindlichen Bereiche Silicium nicht in genügender Menge deponiert sei.

Wie erklären sie es?

Fehlernährung, falsche Lebensweise, wie mangelndes sportliches Training, sind unter anderem die Ursachen der heute weitverbreiteten Bruch-Erkrankung und die angeborene Bindegewebsschwäche.
Unter den Bruchkranken ist der männliche Anteil besonders hoch. Man schätzt, daß 75 Prozent aller Bruch-Kranken männlichen Geschlechts sind. Häufigste Erkrankung: der Leistenbruch, die Disposition ist mitbedingt durch vorgeburtliche Entwicklungsstadien.
Die Hoden wandern nämlich erst im letzten Schwangerschaftsmonat durch den Leistenkanal in den Hodensack. Wenn auch die Natur normalerweise dafür sorgt, daß dieser Verbindungsweg dann durch den sogenannten inneren Leistenring abgedichtet wird, so sind solche nachträglichen »Einbauten« immer etwas anfällig. Frauen leiden mehr unter Schenkelbrüchen der Schenkelbeuge.
Nach dem Gesetz der Schwerkraft und des geringsten Widerstandes werden unter anderem Brüche immer dort auftreten, wo das abschirmende Gewebe nicht widerstandsfähig genug ist. Dr. Ludwig sieht das so: »Das ist ein Vorgang wie bei der Geburt eines Kindes. Langsam wird der Geburtskanal ausgedehnt, und so ist es auch beim Bruch, das dauert oft Jahre. Eines Tages wird der Bruch ›geboren‹, dann

ist die gefürchtete Ausbuchtung plötzlich erkennbar.«

Das Bauchfell und Teile des Darms, meist Dünndarmschlingen, drängen durch die Pforte, die Bruchpforte. Kann der Bruch nicht mehr zurückgedrängt werden, so kommt es zu der lebenbedrohenden Einklemmung, die sofort operiert werden muß.

Die Mediziner unterscheiden rund ein halbes Dutzend verschiedenartiger Leistenbrüche, neben anderen Bruchformen, von denen der Narbenbruch nach Operation eine sehr häufige Folgeerscheinung eines geschwächten Bindegewebes ist.

Das hat nichts mit der Qualifikation des operierenden Chirurgen zu tun, aber das Gewebe eines älteren Patienten gleicht dem mürben Stoff eines Kleidungsstückes oder einer Gardine: es reißt bald neben der Naht, wenn es fest gespannt ist oder zu fest daran gezogen wird, das heißt, wenn der operierte Patient einer stärkeren Belastung ausgesetzt ist. Das muß nicht einmal das gewiß nicht zu empfehlende Anheben eines schweren Möbelstücks sein, schon ein Hustenanfall oder heftiges Niesen genügt, um das schwache Bindegewebe neben der Narbe zu gefährden. Vor allem kommen als auslösende Faktoren die weitverbreiteten chronischen Stuhlverstopfungen mit Pressen und chronischem Blähbauch, die zur Druckerhöhung im Bauchraum führen, in Frage.

Es muß also versucht werden, die schwache Bauchdecke zu kräftigen. Die Eigenregulation des Körpers hat in dieser Beziehung gewisse Reserven, die allerdings erst mobilisiert werden müssen; freiwillig gehen sie nicht an die Front des Heilprozesses.

Dr. Meyer-Grell sah darin die große Chance einer Bruchbehandlung ohne Operation. Denn die Massage bewirkt eine Stärkung des Bindegewebes. Die örtliche Durchblutung wird angeregt, und so wie ein Muskel durch ständiges Training gekräftigt wird, kommt es auch zur Stärkung des Bindegewebes mit langsamer Heilung der Bruchpforte, wobei die positive Mitarbeit des Patienten als ein wichtiges Hilfsmittel des Heilprozesses angesehen wird. Zunächst deckt nur ein dünnes Häutchen die ehemalige Bruchpforte ab, daher muß das Bruchband noch getragen werden, durch weitere gezielte Massagen und flankierende Behandlungsmaßnahmen kommt es dann zu einer Kräftigung des Bindegewebes, so daß auf das Tragen des Bruchbandes verzichtet werden kann.

Die Befürworter der operationslosen Injektionsmethode sehen zwei Heilfaktoren:

1. Eine leichte entzündliche Reizwirkung des Gewebes, das bedeutet Blutansammlung und damit Förderung des Heilungsprozesses.
2. Aufhebung der Gewebsschwäche an der Bruchpforte durch Injektion des gewebsstützenden Siliciums. Man spricht von einer biologischen Kräftigung.

Unterstützt wird dieser Heilprozeß durch heiße Fangopackungen oder die einfache feucht-heiße Gummiflasche. Auf diese Weise wird, wie die Ärzte zur Erklärung

für ihre Patienten sagen, der Bruch verklebt oder verschwartet.
Der Trick dieser Behandlung ist folgender: Die Injektionslösung übt nur an den Stellen eine verklebende Wirkung aus, an denen keine Bewegung erfolgt. Es kommt also zu keiner Verklebung mit Darmteilen, da sich diese ständig bewegen. Daher aber auch die diktatorische Forderung der Ärzte: Das Bruchband muß zunächst Tag und Nacht nach der Injektion während der gesamten Behandlungszeit getragen werden, da sich natürlich die Bruchpforten nicht bewegen dürfen. Die sogenannte Pelotte des Bruchbandes, der Weichgummi, drückt die Bruchpforte zusammen, begünstigt so den Heilungsprozeß und hält vor allem den Bruch im Bauch zurück.
Nur ein erfahrener Arzt wird freilich die sehr diffizile Injektionsmethode absolut beherrschen. Bei Patienten mit Übergewicht ist es zum Beispiel schwierig, den Umfang der Bruchpforte zu ertasten. Unerfahrenheit ist nach Meinung der behandelnden Ärzte auch ein Grund für Mißerfolge und Teil der Ursachen, warum die Behandlung in Mißkredit geriet.
Als entscheidende Pluspunkte der Methode werden hervorgehoben:
Die Patienten sind nicht bettlägerig. Bei größeren Brüchen nur wenige Tage Bettruhe; die Kranken dürfen jedoch zum Waschen und Essen aufstehen. Die Gefahr von Thrombosen und Embolien sei damit von vornherein ausgeschlossen, sagen die Mediziner der Injektionstherapie. Und selbst wenn später eine Operation aus irgendwelchen Gründen angezeigt erscheint, sei der chirurgische Eingriff durch die Injektionsbehandlung nicht verbaut. Die Methode wird als biologisch unschädlich bezeichnet.
Über die Erfolgsquote – auch das muß offen gesagt werden – gibt es keine statistisch gesicherten Aussagen. Es werden Berichte von Patienten vorgelegt, die zum Teil über zwei Jahre beschwerdefrei sind. Dem Autor liegen solche Aussagen und schriftliche Erklärungen vor. Dr. Feldweg wies übrigens darauf hin, daß etwa die Hälfte seiner Patienten bereits einmal operiert worden sei. Und Dr. Siegel betont: »Die Injektion ist 50 Prozent der Heilung, die restlichen 50 Prozent sind der unbedingt exakte Sitz des Bruchbandes für die nächsten sechs bis acht Wochen.« Die Versagerzahl liegt nach seiner Meinung unter der des operativen Verfahrens.

Was sagt nun die Schulmedizin?

Prof. Dr. med. F. W. Eigler ist Direktor der Abteilung für allgemeine Chirurgie der Chirurgischen Universitäts-Klinik und Poliklinik am Klinikum der Gesamthochschule Essen. Er hat einmal als medizinischer Gutachter zur operationslosen Bruchbehandlung Stellung genommen und faßte das Ergebnis seiner wissenschaftlichen Nachprüfung in folgende Worte zusammen:
»Grundsätzlich ist es verständlich, wenn der Patient sich freut, ohne Operation von einem Leiden geheilt werden zu können. Es ist aber die Frage, auf welchen Grundlagen eine solche Methode beruht. Es ist

vor etwa dreißig Jahren eine solche Methode propagiert worden, insbesondere in den USA. Es hat sich aber herausgestellt, daß Rückfälle nach einer solchen Behandlung doch relativ groß sind. Und daß vor allen Dingen sehr ausgeprägte Brüche damit nicht genügend zu heilen sind. Wenn man davon ausgeht, wie es zu einem Bruch kommt, einem Leistenbruch etwa, so ist es auch für den Mediziner nicht recht verständlich, wie durch bestimmte Methoden allein ohne Operationen eine Heilung zuwege gebracht werden soll.

Eine solche Methode wäre allenfalls bei einem Säugling interessant, weil bei der Operation sehr häufig auch nichts anderes gemacht wird, als daß der Bruchsack verklebt beziehungsweise vernäht wird. Beim Erwachsenen hingegen ist die Grundlage der Bruchentstehung anders als beim Säugling. Hier liegt eine Schwäche der Bauchwand vor, aufgrund einer Bindegewebsschwäche, und es ist eigentlich der Bruchsack nicht das Problem, sondern die Stabilität der Bauchwand. Diese jedoch kann man nicht durch Injektionen allein verstärken.

Schließlich möchte ich noch darauf hinweisen, daß die Annahme, daß die Bindegewebsschwäche beim Leistenbruch auf einem Siliciummangel beruhe, völlig unbewiesen ist und daß es biologisch geradezu unsinnig ist, anzunehmen, daß durch direkte lokale Injektion diesem Mangel abgeholfen würde. Vielmehr dürfte durch die Injektion eine abakterielle Entzündung entstehen und in ihrer Folge eine »Verschwielung«. Im übrigen stehen auch bei uns die Patienten nach einer normalen Bruchoperation direkt am nächsten Tag wieder auf.

Es wäre natürlich möglich, daß jemand einen entsprechenden Erfahrungsbericht vorlegt, entsprechend seine Ergebnisse belegt, leider fehlt es an solchen Belegen.«

Dr. Feldweg, einer der Befürworter der Injektionsmethode, bemerkte dazu: »Das ist furchtbar einfach zu sagen. Aber bei diesem Mangel an Ärzten, bei diesem Mangel an Assistenten wär' ich selbst aufs höchste interessiert, zu sehen, wieviel Mißerfolge oder wieviel Rezidive nachbehandelt werden.

Ich kann es allein bestimmt nicht durchführen. Denn ich führe diese Methode jetzt seit fünfzehn Jahren durch, und es war eine Unmenge von Patienten in meiner Behandlung; wo soll ich die Zeit hernehmen, das zu machen.

Wenn sich diese Methode unter den Geheilten so weit herumspricht, daß wir ständig Patienten haben, muß die Methode gut sein, anders kann ich's gar nicht sagen.«

Auf die Frage, was er einem Patienten raten würde, der bei einem Bruchleiden dieser Behandlungsmethode den Vorzug gäbe, antwortete Prof. Eigler: »Ich würde sagen, wenn er mit einer Injektionsmethode geheilt werden kann, ist es sicher erfreulich, und er sollte es nur dem Arzt, der vielleicht mehr zur Operation geraten hat und der ihn vorher gesehen hat, hinterher zeigen. Das wäre eine Möglichkeit, zu einer Klärung beizutragen.«

Informationen für den Patienten

Sie müssen unterscheiden zwischen der operationslosen Bruchbehandlung nach Dr. Meyer-Grell, also der reinen Massagebehandlung, und der operationslosen Injektionsbehandlung nach Dr. Schreiber. Mehr Geduld und aktive Mitarbeit des Patienten erfordert die Massagebehandlung.

Die Kostenrückerstattung wird von den Kassen sehr unterschiedlich gehandhabt. Dieselbe Kasse erstattet in dem Ort A sechzig oder siebzig Prozent, im Ort B wird die Kostenrückerstattung abgelehnt, da es sich um eine wissenschaftlich nicht anerkannte Methode handelt. In jedem Fall ist es zweckmäßig, sich lange vor Antritt der Behandlung mit der Kasse in Verbindung zu setzen.

Da wir gerade vom Geld reden! Es interessiert natürlich auch die Frage: Was kostet eine solche Behandlung? Für die Massagebehandlung mit Sanatoriumsaufenthalt und ärztlichen Leistungen wurde uns die Angabe gemacht, daß man mit rund 2000,– DM (zweitausend) zu rechnen habe.

Von einem anderen Sanatorium wird folgende Rechnung aufgemacht: Eine Injektionsspritze zur Bruchbehandlung wird mit 100,– DM berechnet, drei bis vier Injektionen sind im allgemeinen mindestens erforderlich, dazu kommen ärztliche Leistungen, heiße Fango-Packungen und Sanatoriumsaufenthalt. Im Falle einer ambulanten Behandlung werden 100,– DM pro Injektion liquidiert.

Insgesamt, sagen die Befürworter der Methode, sei die Behandlung wesentlich billiger als eine Bruchoperation; nur mit dem Unterschied: die Kasse zahlt die Operation, selten die operationslose Behandlung, obwohl auch nach Meinung vieler Patienten die Kasse viel Geld sparen könnte, wenn sie diese Therapie anerkennen würde.

Das Argument, daß sich letztlich doch viele Patienten operieren lassen müßten, die sich solcher Behandlung unterzogen hätten, sticht nach Meinung dieser Ärzte nicht, weil ja auch viele Operationen – nicht durch die Schuld des Chirurgen – nach ein oder zwei Jahren wiederholt werden müßten. Und die Wiederholung von Operationen mit Totalnarkose – das sei ja wohl noch ein Unterschied gegenüber Wiederholungen kleiner, so gut wie schmerzloser Injektionen, sagen die Ärzte, die die Brüche durch Injektionen zu heilen suchen.

Wie auch immer sich der Patient entscheidet, darüber muß er sich im klaren sein: Bäume ausreißen wird und darf er nach keiner Behandlung. Die Tatsache des Bruchleidens muß als eine Warnung aufgefaßt werden, daß er entweder eine angeborene oder erworbene Schwäche der Bauchwand hat. Wenn sich also der Bruch geschlossen hat, gleichgültig ob durch Operation oder operationslose Bruchbehandlung, bleibt doch die Schwäche der Bauchwand bestehen. Sogenannte Rezidive, also Rückfälle, müssen daher nicht unbedingt als Beweis für die Unzuverlässigkeit der Behandlungsmethode angesehen werden.

Regenerationstherapie – Lebensqualität aus der Spritze

Der Kronzeuge

Im Militärdienst holte ich mir eine chronische Bronchitis; 1941 als dienstuntauglich entlassen. Unter der chronischen Bronchitis leide ich in wechselnder Stärke bis auf den heutigen Tag. Im Jahre 1967 zeigten sich die ersten Symptome eines Altersdiabetes und peripherer sowie zentraler Durchblutungsstörungen.

Es erfolgten Behandlungen bei verschiedenen Ärzten, darunter auch Fachärzten, sowie Heilkuren ohne wesentlichen Erfolg. Die Beschwerden nahmen zu. In den Beinen traten erhebliche Durchblutungsstörungen auf mit dem Gefühl von Kribbeln, Ameisenlaufen und Taubheit. Bei längerem Gehen entwickelten sich Schmerzen. Auch die Durchblutung des Gehirns war unzureichend: Vergeßlichkeit, mangelnde Konzentrationsfähigkeit, zunehmende Schwindelanfälle. Die Vitalität ließ nach. Die Zuckerkrankheit verschlimmerte sich trotz Diät und Medikamenten.

Im April 1972 entschloß ich mich zu einer Zelltherapie mit Trockenzellen. Ich erhielt 6 Implantationen (Placenta, Leber, Hypothalamus, Hypophyse, Nebenniere und Arterie). Bereits einige Wochen später trat eine deutliche Besserung ein. Die Schwindelanfälle blieben aus und kehrten nicht mehr wieder. Die Schmerzen in den Beinen beim Gehen verschwanden. Ich konnte wieder 1½ bis 2 Stunden – zusammen mit meinem Hund – wandern, auch in hügeligem Gelände. Die alte körperliche und geistige Leistungsfähigkeit stellte sich wieder ein. Ich konnte wieder ein volles Arbeitspensum leisten. Seit dieser einmaligen Implantation von Trokkenzellen sind inzwischen 2 1/2 Jahre vergangen, ohne daß der Erfolg nachgelassen hätte. (K. H., Heidelberg)

Das muß man zuerst wissen

Wenn das Wort »Frischzellen« fällt, sagen die Leute sofort: »Aha, das sind doch diese Verjüngungskuren, die soviel Geld kosten!« Und gleichzeitig werfen sie alle Regenerationsmethoden in den einen »Frischzell-Topf«, obwohl die Zell-Injektion nur eine von vielen Methoden ist. Zwei weitverbreitete Irrtümer sollte man zunächst klarstellen:

1. Seriöse Vertreter der verschiedenen Methoden werden niemals behaupten, daß ihre Therapie eine Art Jungbrunnen ist, eine sogenannte Verjüngungskur. Der medizinischen Wissenschaft ist bisher noch kein Fall bekannt, in dem es gelungen wäre, durch irgendeine Behandlungsmethode einen Menschen zu verjüngen.
2. Es gibt nicht nur eine, sondern rund ein halbes Dutzend Behandlungs-Methoden mit unterschiedlichem Ausgangsmaterial und auch sehr differenzierten Therapiebereichen, die unter dem Begriff Regenerationstherapie zusammengefaßt sind. Das Wort sagt es schon; es ist an Heilung oder Wiederherstellung gedacht, aber nicht an Verjüngung. Im Vokabular der Zell- und Serum-Therapeuten kommen zwei Begriffe immer wieder vor: Regeneration und Revitalisation. Unter Regeneration verstehen sie die Erneuerung oder Reparation von Geweben und Zellen; in der Revitalisation sehen sie die Besserung der geistigen und körperlichen Leistungsfähigkeit, die volle Wiederherstellung und Funktion eines Gewebes oder Organs, die subjektive Besserung des Allgemeinbefindens.

Die bekanntesten Methoden:

1. Das Bogomoletz-Serum, benannt nach dem russischen Professor Alexander Bogomoletz, der in Kiew das Metschnikoff-Institut geleitet hat. Bei der Entwicklung des Serums war ursprünglich an ein Medikament zur Krebsbekämpfung gedacht. Die Grundsubstanzen werden aus dem Knochenmark, der Milz und den Lymphdrüsen gewonnen. Die Regenerationswirkung soll über das Bindegewebe erfolgen.
2. Das Präparat der rumänischen Ärztin Prof. Ana Aslan. Grundsubstanz dieses Medikaments ist das Procain, das auch in der Neuraltherapie Anwendung findet und praktisch identisch ist mit dem Novocain. Novocain wird beispielsweise in der Zahnheilkunde zur Schmerzbetäubung verwendet.
3. Die Zelltherapie nach Prof. Dr. med. Paul Niehans. Zellsubstanzen aus ungeborenen Tieren werden zu einem »Zellbrei« verarbeitet und injiziert.

Varianten der Zelltherapie sind:

a) Die Eiszellen-Methode. Das Zellmaterial wird bei minus 75 Grad schlagartig unterkühlt, um es zu einem späteren Zeitpunkt zu verwenden. Während dieser Zeit können Sterilitätskontrollen durchgeführt werden.

b) Die Trockenzell-Methode, sogenannte lyophilisierte Zellen, denen durch Gefriertrocknung das Wasser entzogen ist; schon 1949 von Prof. Niehans an seinem Laboratorium entwickelt.

4. Die Serum-Therapie nach Dr. med. Fritz Wiedemann, eine Weiterentwicklung des russischen Bogomoletz-Serums, wobei eine gezielte Regeneration eines Organs mit Organ-Seren versucht wird.
5. Die Regeneresen-Behandlung, nur spezielle Zellteile, die als Bausteine für Zellkern und Zellplasma unter dem Namen Ribonukleinsäure bekannt sind, werden isoliert.
6. Die Zytoplasmatische Therapie, es handelt sich um das in der Zelle enthaltene Plasma ohne den Zellkern, das sogenannte Protoplasma, in dem Eiweißstoffe, Kohlehydrate und Fette zusammen mit Wasser gleichsam die Grundsubstanz der Zelle bilden. Diese auf chemischem Weg erstellten Zellinhaltsstoffe werden ebenfalls in Lösungen injiziert.

Das Altern erträglicher zu machen, befreit von den Leiden und Gebrechen der letzten Jahre des Lebens, darin sehen die Zell- und Serum-Therapeuten eine ihrer großen Aufgaben. Angesichts der wachsenden Alterspyramide – in den nächsten Jahren werden 15 Prozent aller Bundesbürger über 65 Jahre alt sein – sehen sich die Ärzte zunehmend mit den Krankheitsproblemen alter Menschen konfrontiert.

Der Alterungsprozeß aber ist nach Meinung vieler Wissenschaftler in den Zellen und ihren Genen gleichsam vorprogrammiert. »Wir können nur die Alterung verlangsamen«, so erklärte Prof. Dr. med. Hermann Hoepke einmal, »das Tempo des unvermeidlichen Prozesses etwas mildern«. Altern bedeutet danach: Schädigung oder Blockade von Genen, Ende der Teilungsfähigkeit, Verlust der Reparaturfähigkeit, Verminderung des Stoffwechsels und Verlust von Enzymen.

In der Mehrzahl der Methoden sind die Zellen oder die Zellinhalte das Ausgangsprodukt aller Regenerations-Therapien. Einige Mediziner entwickeln noch Abweichungen und Veränderungen, die jedoch zu spezialisiert sind, um sie gesondert aufzuführen. Das »Operationsfeld« dieser Behandlungsmethode ist im Durchmesser nur $^1/_{10}$ bis $^1/_{100}$ mm groß – so mikroskopisch klein ist nämlich eine einzelne Zelle.

Zelltherapeuten haben nach Prof. Dr. med. F. Schmid folgende Definition für die *Zellular-Therapie* formuliert: Zell-Therapie ist eine Injektions-Implantation von homologen oder heterologen fetalen oder juvenilen Zell- und Gewebesuspensionen in physiologischen Lösungen.

Zu deutsch heißt das: Bei der Zell-Therapie wird körpereigenes oder körperfremdes embryonales oder jugendliches Zell- und Gewebsmaterial in physiologischen

Lösungen aufgeschwemmt und mit Hilfe einer Spritze implantiert bzw. eingepflanzt.
Die Zellimplantationen erfolgen in einer Behandlung, wobei bis zu sechs verschiedene Zellarten gespritzt werden, also auch sechs verschiedene Injektionen in einer Sitzung erfolgen können. Prof. Niehans hat sogar bis zu zwölf Injektionen an einem Tag gesetzt. Auf keinen Fall dürfen die Zellimplantationen auf mehrere Tage oder Wochen verteilt werden. Eine Wiederholung der Behandlung sollte erst nach einem halben Jahr erfolgen. Die Injektion ist nicht schmerzhaft, sofern sie sachgerecht ausgeführt wird. Ein erster Erfolg der Behandlung wird im allgemeinen zwischen der dritten oder vierten Woche beobachtet. Der Kulminationspunkt wird oft erst nach drei oder vier Monaten erreicht.
Eine andere Anwendungsweise wird bei der *Serum-Therapie* praktiziert. Eine Kur dauert im allgemeinen drei Wochen, wobei drei Injektionen in einer Woche gegeben werden. Die Seren werden im Gegensatz zur Zell-Therapie nicht in den Muskel, sondern in die Haut injiziert, wobei zum Teil Akupunkturpunkte und Segmente der Neuraltherapie als zusätzliche Therapie Anwendung finden. Bei einer ambulanten Behandlung wird das Serum in der Regel zweimal in der Woche gespritzt, im allgemeinen wird schon nach zehn Tagen eine Wirkung beobachtet.

Das interessiert am meisten

Über fünfhundert Ärzte, die in der Deutschen Gesellschaft für Zell-Therapie zusammengeschlossen sind, haben sich auf Zell-Therapie spezialisiert.
Darüber hinaus wenden rund 4500 praktizierende Ärzte in der BRD die Zell-Therapie gelegentlich an.
Eine kleine Gruppe praktiziert außerdem die Serum-Therapie oder kombiniert beide Behandlungs-Methoden.
Auch in 30 Sanatorien in der Bundesrepublik werden diese Therapien angewendet.
Als wesentliche Indikations-Gruppen für die Zell-Therapie nennt Dr. med. J. Stein die

- **Unterfunktion der Drüsen mit innerer Sekretion.**
  Hierzu gehören Unterentwicklung der Geschlechtsorgane, Störungen der Menstruation, Unfruchtbarkeit, vorzeitige Wechseljahre, Beschwerden der Wechseljahre, auf Drüsenstörung beruhende Fettsucht, Zuckerkrankheit des Alters, zu niedriger Blutdruck, Aktivitätsmangel, Potenzstörungen der Männer, auf Drüsenunterfunktion beruhende Magersucht, hypophysärer Zwergwuchs.
- **Vorzeitige Alterung mit Vitalitätsverlust.**
  Symptome des allgemeinen Abbaues und frühzeitigen Verschleißes, vorzeitige Alterung, allgemeine Erschöpfungszustände, mangelnde Lebenskraft.
- **Chronisch-degenerative Erkrankungen des Stütz- und Gefäß-Apparates.**
  Degenerative Erkrankungen des Gefäßsystems, mangelnde Durchblutung

der Gliedmaßen, unzureichende Hirndurchblutung, Abnutzung der Gelenke (Arthrosis) und der Wirbelsäule (Osteochondrose), chronischer Gelenkrheumatismus.

- **Degenerative Organerkrankungen.**
  des Herzens, der Niere, der Lunge und der Leber, chronische Verdauungsstörungen, Lungenblähung (Altersemphysem).
- **Entwicklungsstörungen im Kindesalter.**
  Mongolismus, milde Formen des Schwachsinns, Folgezustände von Geburtsschädigungen und Hirnhautentzündungen.

Prof. Dr. med. F. Schmid, Facharzt für Kinderkrankheiten und Chefarzt der Städtischen Kinderklinik Aschaffenburg, hat in den letzten Jahren über achthundert mongoloide Kinder und fast zweitausend Kinder mit Folgezuständen von Geburtsschädigungen nach den Methoden der Zell-Therapie behandelt. In Kombination mit üblichen Therapie-Methoden konnte eine günstige Beeinflussung des Krankheitsbildes beobachtet, insbesondere die Heimunterbringung der Kinder weitgehend vermieden werden.

Die *Serum-Therapie* heilt nach Dr. Wiedemann vor allem chronische Krankheiten und Schwächen, die auf die üblichen Behandlungs-Methoden nicht angesprochen haben. Im einzelnen werden folgende Krankheiten angegeben, bei denen eine Besserung oder Heilung erfolgen kann:

Allergische Veranlagungen – Asthma bronchiale, Heufieber, chronische rezidivierende Urticaria (Nesselsucht), chronische Ekzeme –, chronische Kopfschmerzen und Migräne, vegetative Dystonie, Schlaflosigkeit und vegetative Kreislaufstörungen, larvierte Tetanie, Rückenschmerzen und Bandscheibensyndrome, Alterssteifheit der Gelenke und Beschwerden bei beginnender Arthrose, Arthritis, primär chronische Polyarthritis, Durchblutungsstörungen an Armen und Beinen, Claudicatio intermittens (Hinken infolge Durchblutungsstörungen), Leberschäden, Drüsenstörungen und hormonelle Unterfunktion, Neuralgien, Trigeminusneuralgie, Akne bei Mädchen und Frauen, Hautgeschwüre und Ulcera cruris (Unterschenkelgeschwüre), Magen- und Zwölffingerdarmgeschwüre, Colitis (Dickdarmentzündung), Altersdepression, endogene Depression, Gereiztheit, Unlust, brüchige Nägel, Haarausfall und schlechter Haarwuchs, genetisch vorprogrammierte Glatze, Repigmentierung der Haare, Immunität gegen Erkältungen und Infektionen, Fettsucht.

Wie bei jeder Anwendung von Medikamenten gibt es auch bei der *Zell-Therapie* bestimmte Kontraindikationen, d. h., bei bestimmten Erkrankungen ist von einer Zell-Therapie abzusehen. Dazu zählen alle infektiösen und entzündlichen Erkrankungen, z. B. auch vereiterte Zähne, ein chronisch entzündeter Blinddarm, chronische Entzündung der Mandeln und Gallenblase. Auch bei der Neigung zu Allergien bedarf es einer gesonderten Untersuchung.

Die Serum-Therapie dagegen wird von Dr. Wiedemann als unschädliche Behandlung bezeichnet, da sie »nur biologische Stoffe enthalte«.

Wer und was steckt dahinter?

Drei Namen sind auch in der Öffentlichkeit mit dem falsch interpretierten Begriff Verjüngungs-Therapie bekanntgeworden: Bogomoletz, Aslan und Niehans.
Alexander Alexandrowitsch Bogomoletz kam 1881 im Lukjanowskij-Gefängnis in Kiew zur Welt. Seine Mutter war unter der Zaren-Herrschaft zu zehn Jahren Zwangsarbeit verurteilt worden. Dem Vater werden ebenfalls revolutionäre Umtriebe nachgesagt.
Schon 1911 lehrte Bogomoletz als Professor für allgemeine Pathologie an der Universität in Saratow. Als medizinischer Berater der Roten Armee diente er dem Sowjet-Staat bis 1925. Dann übernahm er die Leitung des Instituts für experimentelle Biologie und Pathologie in Kiew.
Sein Name wurde in der westlichen Welt auch immer wieder mit dem des alternden Diktators Stalin genannt, der angeblich Bogomoletz gezwungen haben soll, ein Verjüngungs-Serum für ihn zu finden.
Bogomoletz hatte in der Tat an der Entwicklung eines Serums gearbeitet, das er jedoch hauptsächlich als Antikrebs-Mittel einzusetzen gedachte. Es wird mit Unterstützung menschlicher Bindegewebs-Zellen aus der Milz, den Lymphdrüsen und dem Knochenmark von Tieren gewonnen. Während des Zweiten Weltkrieges erzielte man in russischen Lazaretten mit diesem zytotoxischen Serum überraschende Erfolge bei der Heilung von schweren Knochenbrüchen, Verbrennungen und Erfrierungen.
Bogomoletz starb 1946 im Alter von 74 Jahren in Moskau. Die Geheimpolizei beschlagnahmte seine wissenschaftlichen Unterlagen, jedoch hat auch Stalin die Kenntnis der wissenschaftlichen Arbeiten wenig genützt. Bogomoletz hatte schon zu Lebzeiten darauf hingewiesen, daß die Wirksamkeit des Serums im Sinne der Regeneration – nicht Verjüngung – nur Erfolg hat, wenn es vom 40. Lebensjahr an injiziert wird.
Prof. Dr. med. Ana Aslan war nach dem Zweiten Weltkrieg Ärztin an einem Altersheim in Bukarest. Zur Behandlung rheumakranker Patienten injizierte sie sehr häufig das als lokales Betäubungsmittel bekannte Procain. Sie machte dabei die überraschende Feststellung, daß sich nicht nur die Beschwerden ihrer Patienten verringerten, sondern auch das allgemeine Befinden besserte. Die seelische Stimmungslage der Altersheiminsassen zeigte ebenfalls eine überraschende Wandlung. Die Patienten wurden fröhlicher, vitaler und unternehmungslustiger.
Seit 1951 wurden die Revitalisierungs-Kuren am Altersforschungs-Institut in Bukarest wissenschaftlich überprüft und ausgewertet. Inzwischen liegen über 60000 Krankenberichte vor, die den Erfolg dieser Procain-Therapie, die auch als Aslan-Kur bezeichnet wird, dokumentieren sollen. Über ihren Paradefall eines 110jährigen Patienten berichtete Prof. Aslan 1957 auf dem Therapie-Kongreß in Karlsruhe. Dieser Patient kam in einem außerordentlich geschwächten Zustand in

die Behandlung von Prof. Aslan. Nach dreijähriger Behandlung hatte der alte Mann das Aussehen und die Vitalität eines 60jährigen.

Prof. Dr. med. Paul Niehans ist der Begründer der Zell-Therapie. Er studierte zunächst evangelische Theologie und erhielt auch eine Pfarrstelle im schweizerischen Neuenburg. Der Einfluß des elterlichen Hauses, der Vater war Chirurg, war wahrscheinlich bestimmend für den Entschluß, doch noch Medizin zu studieren. Paul Niehans wurde ebenfalls Chirurg. Vom medizinischen Trend der damaligen Zeit, durch Transplantationen von Keimdrüsen die Verjüngung des Menschen zu erzwingen, ließ sich auch der Chirurg Niehans faszinieren; und dieser oft mit Mißerfolgen verbundene operative Eingriff war vermutlich der Nährboden, auf dem die Idee der Frischzellen-Therapie reifte. Ihm wie anderen Medizinern seiner Zeit war übrigens eine Arbeit des Breslauer Chirurgen Küttner unbekannt geblieben, der schon 1912 von »Aufschwemmungen der in schonendster Weise fein zerkleinerten Gewebe« berichtete, die er Kranken injizierte.

Niehans' erste Zell-Injektion wurde aus der Not geboren. Bei einer Patientin war eine Schilddrüsenoperation mißlungen, die Kranke wand sich in schweren Krämpfen, ihr Schicksal schien besiegelt. Die eigentlich notwendige Transplantation der Nebenschilddrüse war unter diesen Umständen nicht möglich. Niehans entschloß sich daher, die Nebenschilddrüse eines Kalbes zu einem feinen Brei zu zerkleinern, schwemmte sie in physiologischer Kochsalzlösung auf und injizierte sie in den Brustmuskel. Der geniale Gedanke dieser Stunde war, daß sich die Oberfläche des transplantierten Organs durch die Zerkleinerung um das Tausendfache vergrößerte und die Zellen damit intensiver und schneller ihre Wirksamkeit entfalten konnten. Die Patientin wurde dank dieses genialen Einfalls gerettet und lebte noch 30 Jahre.

Der von Medizinern bis dahin durch das artfremde Eiweiß befürchtete Schock blieb aus. Niehans verwendete später die verschiedensten Zellarten von Jungtieren oder ungeborenen Spendertieren, wie Herz, Leber, Niere und Gehirnzellen, Milz, Thymus, und injizierte diese vitalen Zellen bei Organerkrankungen und bei altersbedingtem Leistungsabfall.

Er war bereits 60 Jahre alt, als er sich ganz der Zell-Therapie widmete, dabei geriet er auch in theoretische Sackgassen, so daß seine wissenschaftlichen Deutungen von seiten der Schulmedizin immer wieder auf das heftigste kritisiert worden sind. In der Öffentlichkeit bekannt und berühmt wurde er durch die Behandlung von so besonders prominenten Patienten wie Papst Pius XII.

Die Methode geriet eine Zeitlang in Verruf, als geschäftstüchtige Ärzte in der Frischzellen-Injektion eine rasche Verdienstmöglichkeit erblickten, wobei durch unsachgemäße Auswahl der Patienten und medizinisch nicht einwandfreie Anwendung Zwischenfälle, zum Teil mit Todesfolge, auftraten.

Prof. Dr. Paul Niehans starb im Alter von 88 Jahren in Montreux.

Wie erklären sie es?

Die Zielansprache all dieser Behandlungsmethoden, sei es nun Zell-Therapie oder Serum-Therapie, ist die Zelle, die kleinste lebensfähige Einheit des Organismus. Nach Darstellung der Vertreter der jeweiligen Therapien-Richtung gelingt es, mit den Organzellen bzw. Organseren das erkrankte Organ, also beispielsweise eine geschädigte Leber, direkt zu behandeln, nach dem Grundsatz von Paracelsus, der schon Anfang des 16. Jahrhunderts lehrte: Herz heilt Herz, Niere heilt Niere, Milz heilt Milz. Solche medizinischen Versuche wurden sogar schon im Altertum unternommen, mißlangen allerdings, weil die damaligen Ärzte noch nicht die geringste Kenntnis von Immunreaktionen und Sterilität hatten.
Die Zelle selbst ist ja eine hochkomplizierte Einheit, zu vergleichen mit einem winzigen Staat, mit Gesetzen und Ordnungen, in die der Mensch erst durch das Elektronen-Mikroskop mit seiner 300000fachen Vergrößerung Einblick gewonnen hat. Die Zelle setzt sich unter anderem zusammen aus dem Zelleib (Cytoplasma, eine halbflüssige feinkörnige Masse) und verschiedenen Zellorganen wie z. B. Zellkern, Ribosomen, Golgi-Apparat, Lysosomen und den Mitochondrien, als Kraftwerke der Zelle bezeichnet, die bis zu 25 Prozent der Zellmasse ausfüllen können. Über die gewaltige Kapazität, die in einer Zelle wirkt, nur eine Zahl: ungefähr 3000 Mitochondrien arbeiten in einer einzigen Leberzelle. Eine Vorstellung von der ungeheuren Wirksamkeit, die von einer Zelle ausgehen kann, vermittelt auch die Tatsache, daß ein Zellkern beim Menschen 46 Chromosomen enthält und in jedem dieser Chromosomen wiederum 40000 Gene eingelagert sind. Die Gene, nach dem griechischen Wort »Entstehung« geprägt, enthalten die Information für die Erbfaktoren. Das genetische Material, also sozusagen die Urschrift des Lebens, bildet die DNS, die Desoxyribonukleinsäuremoleküle, eine hochmolekulare Verbindung von der Struktur einer Doppelspirale.
Das Zellwachstum wiederum wird nach Untersuchungen amerikanischer Wissen-

Schema einer Zelle

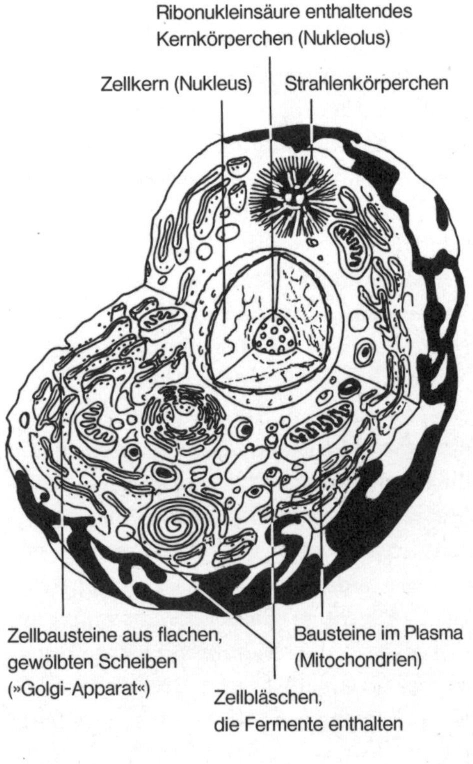

schaftler von den Ribonukleinsäuren, den RNS, mitgesteuert. In den RNS sieht man die Bausteine für Zellkern und Zellplasma. Die Ribonukleinsäure soll sich jedoch nur durch die Unterstützung der DNS bilden können.

Aus der Kenntnis dieser komplizierten, hier nur vereinfacht dargestellten Vorgänge leiten Mediziner, die Zell- und Serum-Therapie betreiben, die Wirkungsweise ihrer Therapien ab, denn dort an den Bauteilen der Zellen ist der Ansatzpunkt der Zell-Implantate oder Seren.

Weitere Voraussetzung einer Wirksamkeit dieser Methoden ist die Kenntnis, daß fast alle Lebensvorgänge durch sogenannte Bio-Katalysatoren gesteuert werden. In den meisten Fällen handelt es sich dabei um Enzyme, das sind hochmolekulare Eiweißkörper, die, ohne selbst verändert zu werden, durch ihre Gegenwart chemische Umwandlungen in den Zellen beeinflussen. Um es einmal ganz einfach auszudrücken, der Bio-Katalysator ist beispielsweise der Heiratsvermittler bei der Eheschließung.

Da man andererseits aus Untersuchungen von Prof. Paul Weiss vom Rockefeller-Institut in New York weiß, daß der Organismus und vor allem die Zellen die Fähigkeit zur Selbstregeneration haben, wie es am deutlichsten durch die Heilung einer Wunde demonstriert wird, haben Serum- und Zell-Therapie auch die Funktion eines Katalysators. Sie unterstützen bei älteren oder kranken Patienten die nachlassende Regenerationsfähigkeit von Organen und Geweben.

Wie sich die Zell-Therapeuten den Einbau der injizierten Zellen vorstellen, ist einer Informationsschrift für Patienten zu entnehmen, in der heißt es: »Aus Tierversuchen ist bekannt, daß die Zellen und das Gewebe des Spendertieres unmittelbar vom Injektionsort durch weiße Blutzellen (Phagozyten oder Freßzellen), die aus dem Blut des Patienten kommen, abtransportiert werden. Die weißen Blutzellen transportieren dann die aufgenommenen Zellbausteine zu artverwandten Organen und Geweben. Dort werden die organspezifischen Zellbausteine eingebaut und dienen zur Reparaturausführung der geschädigten Organe und Gewebe des Patienten. Der Organismus des Patienten verfügt über die Fähigkeit der Erkennung und der gezielten Verwertung der implantierten organspezifischen Zellbausteine aus dem Spendermaterial. Das Spendermaterial stammt von noch nicht geborenen Tieren, meistens Schafen.«

Nach Untersuchungen des Nobelpreisträgers Medawar und Mitarbeitern entwikkelt der Embryo noch keine oder nur geringe Immunreaktionen gegen Fremdstoffe. Die Zellen verhalten sich in gewisser Weise also neutral und werden daher auch vom Empfängerorganismus relativ komplikationslos vertragen. Nur bei Zellen, die vom Jungtier gewonnen werden, ist nach Dr. Stein gelegentlich mit leichten Überempfindlichkeitsreaktionen zu rechnen.

Prof. Dr. Niehans hatte noch geglaubt, daß die Frischzellen als ganze Zellen in den Organismus eingebaut würden. Diese Ansicht wird zum Teil heute noch vertreten, auch von Patienten geglaubt, die sich beispielsweise einer Frischzellenbehandlung unterziehen. Sogenannte Frischzellen aber beginnen sich, wenn die Blutzufuhr abgeschnitten ist, schon nach zwanzig Minuten zu zersetzen. Es werden also von den implantierten Zellen nur winzige molekulare Bausteine, und zwar organspezifische Bausteine, verwendet und im Empfängerorganismus eingebaut. Das hat man durch radioaktiv markiertes Zellmaterial nachgewiesen. »Wir wissen allerdings nicht genau«, betonte Dr. med. Stein, Mitglied der Internationalen Forschungsgesellschaft für Zell-Therapie in Heidelberg, »wie der Abbau der organspezifischen Strukturen geht.«

Je größer das Bedürfnis des erkrankten Organs nach »Ersatzteilen« sei, um so mehr Zellmaterial werde dorthin gebracht. Es erfolge sozusagen eine Reparatur der defekten Eigenstruktur; die Zell-Therapeuten sprechen von reparativer Regeneration.

Ähnliche Vorstellungen haben auch die Vertreter der *Serum-Therapie*, wonach kleinste Mengen eines Organserums das betreffende Organ oder System des Empfängerorganismus zur Eigenaktivität anregen. Der Ansatzpunkt sind die DNS- und RNS-Systeme, die gleichsam als Befehlszentrale aller Lebensvorgänge angesehen werden.

Dr. Wiedemann erklärt das so: »Das ist ein immunologischer Vorgang. Das setzt praktisch an dieser DNS an, dieser Zell-Information, dieser Befehlszentrale in jeder Zelle. An diesen feinen Substanzen, dieser sogenannten Urschrift des Lebens, die man jetzt erkannt hat, an dieser setzt diese Regenerations-Therapie an, sowohl die Zellen als auch die Seren. Die Zellen geben eine neue, frische, mehr jugendliche, gesunde DNS in die Zellen, die da aufgebaut werden. Es gibt Versuche, die das genau nachweisen; die Zelle wird aufgefrischt, sie reagiert und funktioniert normaler. Auf diese Weise werden verschiedene Beschwerden und Krankheiten günstig beeinflußt.«

Die Organ-Seren werden von Kaninchen gewonnen, ähnlich dem Prinzip der Gewinnung von Impf-Seren. Winzige Mengen von menschlichen Organen werden implantiert. Die im Organismus des Kaninchens entwickelten Immunstoffe haben dann jene von Serum-Therapeuten als so erfolgreich bezeichnete Rückwirkung auf menschliche Organe.

Seriöse Zell-Therapeuten behaupten jedoch nicht, daß sie mit ihrer Methode

1. einen Menschen verjüngen
2. das Leben verlängern können.

Die biologische Lebensuhr ist gleichsam für jeden Menschen festgelegt. Auch ein Hochschullehrer, der einen kontroversen Standpunkt zur Zell-Therapie einnimmt, der Molekular-Biologe Prof. Dr. rer. nat. Klaus Bayreuther von der Abteilung für Zell-Biologie und Virologie der Universität Hohenheim, hat das unlängst erst deutlich zum Ausdruck gebracht. Danach ist bewiesen, daß bestimmte Zellen nur begrenzt teilbar sind. So teilen sich die Fibroblasten, das sind Zellen im Bindegewebe, beim Menschen nur 50mal, beim

Kaninchen beispielsweise nur 40mal, und bei der Maus ist die Zellteilung auf 8 reduziert. Danach sterben die Zellen ab. Wenn man also bei einem Menschen eine sehr hohe Regenerationsleistung abruft wie beispielsweise bei der Regeneration der Leber nach stetigem Alkoholgenuß, dann wird die Grenze der Zellteilung sehr schnell erreicht sein. Mögliche Folge: Leberzirrhose.

Eine Reaktivierung der alternden Zelle ist jedoch nach Prof. Bayreuther möglich, wenn man sie mit einer jungen Zelle fusioniert. »Die Reaktivierung«, so vermutet der Molekular-Biologie, »kommt wahrscheinlich dadurch zustande, daß funktionsfähige Gene für die Synthese von wichtigen Enzymen von der jungen Zelle in das Fusionsprodukt eingebracht werden. Auf diese Weise werden die in der alten Zelle durch Mutation ausgefallenen Enzyme ersetzt.« (Enzyme: in lebenden tierischen und pflanzlichen Zellen hochmolekulare Eiweißkörper).

Die Zell-Therapeuten sehen in den Ergebnissen der Gruppe um Prof. Dr. Bayreuther eine Bestätigung ihrer Theorien. Prof. Dr. Bayreuther dagegen lehnt eine derartige Interpretation seiner Ergebnisse vollkommen ab, da weder die molekularen Mechanismen der Reaktivierung durch die Zellfusion noch die Wirkung und Wirkungsweise der Zellular-Therapie bewiesen sei. Deswegen ließen sich diese beiden Systeme überhaupt nicht vergleichen.

Dr. med. J. Stein wiederum weist darauf hin, daß die erhebliche Voralterung durch Lebensstil, Genußgifte, Streß und Überernährung mit der Kettenreaktion krankhafter Störungen durch die Zell-Therapie kompensiert werden könne. Es gelänge, dem Leben nicht mehr Jahre, aber den Jahren mehr Leben zu geben.

Den wissenschaftlichen Nachweis sehen die Zell-Therapeuten auch in den grundlegenden tierexperimentellen Arbeiten von Prof. Dr. Alfred Kment, Ordinarius für Physiologie der Tierärztlichen Hochschule in Wien. Er hat mit seinen Mitarbeitern in einer Reihe von Tierversuchen mit Ratten durch Injektionen von Hodenzellen oder Plazentazellen nachgeprüft, ob die von der Zell-Therapie behaupteten Revitalisierungs-Effekte wissenschaftlich und meßbar nachweisbar sind. Er testete z. B. das Lern- und Merkvermögen der Ratten im Labyrinth-Versuch, beobachtete eine zunehmende Gesamtaktivität der Tiere, konnte eine erhöhte Gewebeatmung, d. h. Sauerstoffverbrauch in den Zellen, nachweisen, und Vergleichsproben an Kollagenfäden aus Rattenschwänzen ergaben bei Tieren, die Zellinjektionen erhalten hatten, einen weitaus biologisch jüngeren Zustand dieses Bindegewebsmaterials gegenüber unbehandelten Tieren. Alle angeführten Untersuchungen wurden biostatistisch ausgewertet und auf ihre Signifikanz überprüft. »Ich würde sagen«, so formulierte es Prof. Kment, »die Tiere zeigen ein Verhalten, das nicht ihrem kalendarischen Alter entspricht, sie sind biologisch jünger. Der Alterungsprozeß läuft langsamer ab«.

Wohl das überraschendste Ergebnis der zwanzigjährigen Forschungsarbeit aber waren die Untersuchungen mit radioaktiv markiertem Zellmaterial. Prof. Kment konnte feststellen, daß z. B. bestimmte Bestandteile von Herzzellen vorwiegend in ein Empfängerherz eingelagert wurden; das heißt, Zellteile des Spenderorgans fanden den Weg zum Empfängerorgan. Prof. Kment fügte einschränkend hinzu, daß die Mechanismen nur vermutet werden können; er hält aber molekulare biologische Prozesse im Bereich der Gene beim Revitalisierungsprozeß nach Zellinjektionen für wahrscheinlich.

Was sagt nun die Schulmedizin?

Die Schulmedizin bezweifelt die Erfolge der Zell- und Serum-Therapie. Die Ablehnung reicht von wohlwollender Neutralität bis zur krassen Formulierung: »Welcher Wissenschaftler fände sich bereit, völlig unwissenschaftliche Behauptungen mit wissenschaftlichen Methoden nachzuprüfen?« So der Sekretär der Deutschen Gesellschaft für Gerontologie, Dr. Hanns Kaiser. Drei Stimmen nun aus unterschiedlichen Lagern:

1. Prof. Dr. Kanzow, Städtische Krankenanstalten, Solingen.
2. Der international anerkannte Zell-Forscher Prof. Dr. Klaus Bayreuther von der Abteilung für Zell-Biologie und Virologie der Universität Hohenheim und
3. Prof. Dr. F. Schmid, Chefarzt der Städtischen Kinderklinik Aschaffenburg und Mitglied des wissenschaftlichen Beirates der Bundesärztekammer.

Prof. Kanzow: »Die Untersuchungen, die ich gemacht habe, liegen gut 15 Jahre zurück, aber ich glaube, sie haben an ihrer Wertigkeit inzwischen nichts eingebüßt. Damals lagen überhaupt keine wissenschaftlich verwertbaren Untersuchungen über die Wirksamkeit der Zellular-Therapie vor, und wir haben in der Poli-Klinik in Köln zu dieser Zeit in mehreren Untersuchungsreihen an verschiedenen Krankheitsbildern geprüft, was denn an der Zellular-Therapie dran sei. Wir haben dazu mit dem sogenannten einfachen und doppelten Blindversuch gearbeitet. Bei keiner der Untersuchungsreihen hat sich eine Wirkung der Zellular-Therapie nachweisen lassen. Genauso wirksam war eine Kochsalzlösung, die wir zum Vergleich gespritzt hatten. Die Zellular-Therapie hat also nach der damaligen Erkenntnis, und ich glaube, da hat sich bis heute nichts geändert, im Grunde nur einen Placebo-Effekt.«

Prof. Bayreuther: »Die Zellular-Therapie ist in ihrer wissenschaftlichen Grundlage leider noch nicht kritisch abgeklärt. Es bestehen die Möglichkeiten, dieses zu tun, und es wäre sehr wünschenswert, wenn dieses in der nächsten Zeit geschehen könnte. Bis zu dem Zeitpunkt wäre es allerdings anzuraten, daß diese Art von Therapie aus der allgemeinen medizinischen Therapie verbannt wird. Die wissenschaftlichen Arbeiten sind im allgemeinen nicht ernst zu nehmen. Sie sind nicht beweiskräftig, und sie halten auch den neuesten wissenschaftlichen Erkenntnissen in keiner Weise stand. Eingespritzte Zellen oder Zellteile werden nach drei oder vier Tagen von den Phagozyten (Freßzellen) abgebaut, und kleine Moleküle oder Molekül-Bausteine werden dann über den ganzen Körper verteilt. Es gibt keinen Beweis dafür, daß diese Moleküle spezifisch zu speziellen Organen gehen, so daß also eine spezifische Wirkung pharmakologischer oder biochemischer Art nicht erwartet werden kann. Die Zahl der Moleküle ist zudem dermaßen klein im Verhältnis zu der großen Zahl der Zellen, die den Körper aufbauen, daß auch eine Katalyse-Wirkung nicht in Frage kommt. Außerdem werden diese Moleküle aus diesen Zellen zu derartig kleinen Bausteinen reduziert, daß eine Katalyse-Funktion deswegen auch ausscheidet.«

Auf die Frage, wie nun das Immunsystem auf die Zellinjektion reagiere, sagte Prof. Bayreuther: »Wenn man heterologe, d. h. artungleiche, Transplantationen z. B. von Schafen auf den Menschen vornimmt, so reagiert das Immunsystem auf diese Inokulation durch Abwehrreaktion. Besonders gefährlich bei einem alten Organismus, der sowieso schon ein geschwächtes Immunsystem hat, es könnte dann zu einem vollkommenen Zusammenbruch der Immunabwehr führen und den Körper nach einem kurzen Strohfeuer einer gewissen funktionellen Regeneration zu einem vollkommenen Verlust des Immunsystems führen.«

Prof. Schmid: »Ich habe ja in Heidelberg rund 15 Jahre experimentell auf dem Gebiet der Zelltherapie gearbeitet, und erst hier hat in den letzten sechs Jahren in größerem Umfang die Therapie praktisch eingesetzt, und zwar vorwiegend bei behinderten Kindern. Wir verfügen jetzt über ein Erfahrungsgut von rund 3000 Kindern und insgesamt 20000 Zell-Implantationen. Ich glaube, man kann folgendes sagen: Wenn man die Zelltherapie als zusätzliche Methode in den Rahmen der üblichen, sogenannten schulmedizinischen Methode einbaut, kann man damit gerade bei diesem Kreis Schwerstbehinderter Erfolge erzielen, die sonst mit keiner anderen Methode erreichbar sind.«

Zur sogenannten Verjüngungsmethode durch Zelltherapie erklärte Prof. Schmid: »Es liegen bis heute rund 950 Publikationen auf dem Gebiet der Zelltherapie vor, die wir zur Zeit sammeln und neu ordnen, und es scheint sicher zu sein, daß die Zelltherapie eine der Methoden ist, älteren Menschen, die in ihrer Vitalität abbauen, eine merkliche Hilfe zukommen zu lassen. Wobei allerdings auch hier zu sagen ist, man sollte nicht nur Zelltherapie treiben, sondern diese Zelltherapie im Rahmen einer Ganzheitsmedizin sehen.«

i Informationen für den Patienten

Erwarten Sie in keinem Fall einen Jungbrunnen. Seien Sie mißtrauisch, wenn Ihnen überschwengliche Berichte über Heilerfolge vorgelegt werden. Bestehen Sie auf einer gründlichen Voruntersuchung, die auch umfassen soll: Blutsenkung, Blutbild, Urinstatus und EKG. Seien Sie zurückhaltend, wenn Sie trotz der Kontra-Indikationen, die also die Anwendung einer Therapie in bestimmten Krankheitsfällen verbieten, zu einer Behandlung überredet werden sollen. Ziehen Sie vorher Erkundigungen über die Gesamtkosten der Behandlung ein, einschließlich eines möglichen Sanatoriumsaufenthaltes. Die Kosten einer Ampulle liegen zwischen rund 60,– und 150,– DM, bei Kombinationspräparaten zwischen 200,– und 400,– DM. Weder bei Zell-Therapie noch bei Serum-Behandlung ist ein Klinikaufenthalt unbedingt erforderlich. Das geht aus einer Informationsschrift für den Patienten »Die Zell-Therapie« und den Mitteilungen von Dr. Fritz Wiedemann (Serum-Therapie) hervor. Die Zellen werden in einer Sitzung gespritzt.

Im Fall der Zell-Therapie muß eine dreitägige strikte Bettruhe eingehalten werden. Der Genuß von Schafsfleisch und Schafskäse ist bis zu 4 Wochen nach der Injektion zu vermeiden, da das Zellmaterial von Schafen stammt. Raucher müssen acht Wochen auf Nikotin verzichten. Auch von Sauna und Sonnenbädern wird für die ersten 14 Tage nach der Behandlung abgeraten. Ferner sollen in dieser Zeit keine starken Medikamente genommen werden. Der Heilerfolg wird, je nach Schwere des Falles, auf sechs Monate begrenzt, kann aber schon mit einer einzigen Injektion mehrere Jahre anhalten. Warnung: Keine Pockenschutz-Impfung vier Wochen *vor* der Zellinjektion und zwei bis drei Monate *danach*. Auch vier Wochen vor und nach der Zellinjektion keine Grippe-Impfung. Zwischen dem 11. und 14. Tag kann es zu einer Krise mit einer Verstärkung alter Beschwerden kommen. Bei der Serum-Therapie sollen Kaffee und Alkohol abgesetzt werden.

Anfragen in Sachen Zell-Therapie sind zu richten an die Deutsche Gesellschaft für Zell-Therapie, 6000 Frankfurt/Main, Savignystraße 30.

Über die Serum-Therapie gibt Dr. med. Fritz Wiedemann, 8194 Ambach am Starnberger See, Auskunft.

Homöopathie – Das heilende Molekül

Der Kronzeuge

Anfang der 60er Jahre hatte ich zum erstenmal Leberentzündung, Gelbsucht und Magengeschwüre. Mit Diät ist es etwas besser geworden, aber nur vorübergehend. Ich hab' dann immer weitergeschafft, nur körperlich ging's mir immer schlechter. Mein Arzt hat mir dann schon im Frühjahr 69 gesagt, ich soll mich unbedingt operieren lassen, weil irgendwie bei mir mal ein Magenschluß oder Magendurchbruch zu befürchten sei. Ich hab's dann hinausgezögert bis 71. Dann war's so weit, daß es ohne Operation nicht mehr zu machen war. Im März 71.

Und dann war es eigentlich so ganz gut bis Herbst 72.

Und damals hab' ich wieder Magenbluten gekriegt. Und bin in so schlechtem Zustand ins Krankenhaus gekommen, daß ich Bluttransfusionen bekommen mußte. Seither hab' ich immer wieder Magenbluten gehabt.

Als letzten Ausweg wurde mir Homöopathie empfohlen. Ein Arzt in Augsburg wurde mir genannt, ich hab's zuerst mit meinem Hausarzt besprochen, und der hat gesagt: »Ja, warum nicht? Tu's mal. Ich kann dir wahrscheinlich nicht helfen.«

Da bin ich 'reingefahren zu dem homöopathischen Arzt, er hat mir ein Mittel gegeben, und es wurd'. Und seitdem leb' ich fast normal und praktisch normal. Die Mittel, die er mir mitgegeben hat, nehm' ich jetzt weniger und bin beschwerdefrei. Ich fühl' mich gesund. Vollkommen gesund, kann ich fast sagen. (Josef H., Balzhausen)

Das muß man zuerst wissen

Wenn die Leute über Homöopathie reden, sitzt der Spott in den Mundwinkeln. »Ach, das sind doch die ...! Tante von mir hat das Zeug auch immer geschluckt, und dann ist sie doch früh gestorben.« Scherbengericht! Vernichtendes Urteil! Aus! Basta! Zugegeben, so richtig verstehen tut man ja nicht, was das eigentlich ist – die Homöopathie.

Das Wort kommt aus dem Griechischen: »homoion«, heißt »ähnlich«, und »pathos« bedeutet »Leiden«. Dr. Samuel Hahnemann (1755 – 1843), der Begründer dieser Lehre, prägte diesen Begriff, nachdem er eine neue Heilregel aufgestellt hatte: »Similia similibus curentur!« »Ähnliches kann durch ähnliches geheilt werden.«

»Wähle, um sanft, schnell, gewiß und dauerhaft zu heilen, in jedem Krankheitsfall eine Arznei, welche ein ähnliches Leiden erregen kann, als sie heilen soll!«

Das ist ein Grundprinzip der Homöopathie.

In den »Homöopathischen Monatsblättern« wurde das einmal so definiert: »Die Homöopathie ist die Behandlung, die darin besteht, daß der Kranke ein Medikament bekommt, das im Versuch am Gesunden ähnliche Symptome auslöst, wie sie bei ihm vorliegen«.

Eine Rolle – wenn auch nicht die entscheidende – spielt die Verdünnung. Der homöopathische Arzt sucht mit der geringstmöglichen Arzneidosis auszukommen; denn mitunter genügen winzige Mengen des Wirkstoffes nach Meinung der homöopathischen Ärzte, um den – sagen wir es zunächst mal allgemein – Heilprozeß einzuleiten. Den Grad der Verdünnung bezeichnen die Buchstaben »D« für dezimal und die arabischen Ziffern die Zahl der Nullen hinter der Eins. Eine D 5 ist also eine Verdünnung von 1 zu 100000. Außer der Dezimalverdünnung kennt die Homöopathie noch die Centesimalverdünnung 1 zu 100, die Hahnemann verwendet hat.

Wer also auf die Etiketten seiner Arzneimittelfläschchen aus der homöopathischen Apotheke einen Blick wirft, kann sofort feststellen, wieviel oder besser wie wenig von der Wirksubstanz – und das ist hier keine Abwertung – in seiner Medizin enthalten ist.

Die homöopathischen Ärzte sehen ja gerade in der Verdünnung einen Ansatzpunkt, um in das Körpergeschehen wirksam eingreifen zu können. Sie sagen, auch der Organismus begnüge sich mit geringen Dosen, um die Regulationen in Gang zu halten. Und das ist ja keine neue Weisheit; das Körperhormon Noradrenalin beispielsweise hat noch in Dosierungen vom Bruchteil eines Milligramms Wirkungen. Die Dosierung ist jedoch kein Grundprinzip der Homöopathie. Es muß also auch in der Homöopathie nicht immer eine Verdünnung sein. Auch eine sogenannte Urtinktur, also eine Arzneizubereitung, die überhaupt nicht verdünnt wurde, ist Homöopathie, wenn sie gemäß dem Ähnlichkeitssatz angewendet wird.

Die Homöopathie – das sollte man doch gleich sagen – kennt drei Grundprinzipien ihrer Lehre:

1. Das Ähnlichkeitsgesetz (Similia similibus curentur)
2. Arzneiprüfung am Gesunden
3. Dosierungslehre.

Das interessiert am meisten

Welche Erfolge erzielt nun die Homöopathie? Diese Frage ist nicht so leicht mit einem Katalog zu behandelnder Krankheiten zu beantworten. Vielleicht sollte man erst mal darauf hinweisen, was sie nicht kann. Die Informationsschrift der Deutschen Homöopathie Union, Düsseldorf, bemerkt dazu: »Ungeachtet ihrer weitgespannten Indikation beansprucht die Homöopathie nicht, in allen Fällen die beste und einzig richtige Methode der Krankenbehandlung zu sein. Sie ist keine Universal- oder Monotherapie, sondern eine Behandlungsmethode unter anderen. Sie kann z.B. chirurgische oder diätetische Behandlung, Chemotherapie, Immunotherapie, Psychotherapie u.a. nicht einfach ersetzen oder entbehren.«
Das ist deutlich, ehrlich und unmißverständlich – auch jenen Dogmatikern ins Stammbuch geschrieben, die in jeder Lehre vertreten sind und im blinden ideologischen Eifer jeden Zweifler verdammen.
Natürlich wird ein verantwortungsbewußter Arzt keinen Diabetes (Zuckerkrankheit) mit Hilfe der Homöopathie heilen wollen, obwohl auch hier vereinzelt eine Beeinflussung möglich gewesen sein soll. Ebensowenig gehören beispielsweise Typhus oder perniziöse Anämie in die Behandlung der homöopathischen Ärzte. Aber schon bei der Grippe melden die homöopathischen Ärzte ein therapeutisches Mitspracherecht an. Auch bei akutem und chronischem Schnupfen (Rhinopharyngitis) und bei akuter Nebenhöhlenentzündung lagen dem Leipziger Dozenten Dr. Heinz Schoeler amerikanische Veröffentlichungen vor, die ihn zu der Folgerung veranlassen: »Homöopathische Mittel sind wirksam, aber so«, fügte er gleich hinzu, »daß die zuwartende Behandlung ohne Arzneien eine Erfolgsquote ergibt, die viel höher ist, als man gemeinhin denkt.«
Und das ist ein immer wieder gebrauchtes Zitat der Gegner von Außenseitermethoden: »Der wäre auch ohne die Tröpfchen oder die Spritze gesund geworden.« Nun, das ist natürlich kein Argument, zumal es sich auch auf die Statistiken der Schulmedizin anwenden ließe.
Derselbe Autor zitiert auch die Behandlungserfolge bei Gelenkrheumatismus, die in der Zeit vor dem Zweiten Weltkrieg am Krankenhaus Wuppertal-Barmen mit homöopathischen Mitteln erzielt wurden. Besserungen wurden auch beobachtet bei: den verschiedensten Hauterkrankungen, Bronchialasthma und Haarausfall.
Eine Liste von Krankheitsfällen, die mit den Mitteln der Homöopathie behandelt wurden, veröffentlichte Prof. Dr. med. Hans Ritter in seinem Buch »Aktuelle Homöopathie« (Hippokrates Verlag, Stuttgart). Sie reicht von der Gastritis über Schlafstörungen bis zum Ischias, wobei keineswegs immer eine endgültige Heilung behauptet wird.

Wer und was steckt dahinter?

Bei kaum einer wissenschaftlichen Lehre ist der Name des Begründers der breiten Öffentlichkeit noch so bekannt wie im Fall der Homöopathie. Christian Friedrich Samuel Hahnemann hat in die medizinische Welt viel Unruhe gebracht. Und bis zum heutigen Tag vertreten seine Anhänger sehr unterschiedliche Auffassungen über den richtigen Weg der Homöopathie, ganz zu schweigen von den distanzierten, abgrenzenden Standpunkten der Schulmedizin.

Was war das nun für ein Mann, dessen Lehre fast zwei Jahrhunderte überdauerte? Zur Information ein paar Schlagzeilen:

Geboren ein Jahr vor Ausbruch des Siebenjährigen Krieges zwischen Preußen und Österreich in Meißen, 1755; das war auch das Geburtsjahr von Marie Antoinette. Hahnemanns Vater – Porzellanmaler. Der Sohn – ein hochbegabter und sehr fleißiger Schüler. Mit zwanzig Jahren verließ er das Elternhaus. Medizinstudium in Leipzig, Wien und Erlangen, finanziert durch Übersetzungen und Unterricht. Zweimal verheiratet, 9 Kinder aus erster Ehe.

Mit seiner um fast 45 Jahre jüngeren zweiten Frau zog er 1835 nach Paris, starb dort als wohlhabender Mann am 2. Juli 1843 im Alter von 88 Jahren.

Fünfzig Jahre später wurden seine Gebeine auf den Friedhof Père Lachaise übergeführt.

Die Charakteristik einer Persönlichkeit wird immer geprägt von der zwangsläufig subjektiven Einstellung der Umwelt. Gerade wo sich die Geister schon an der Lehre scheiden, sind die Anhänger empfindlich gegenüber jedem Adjektiv, gegenüber jedem – wie sie meinen – falschen Zungenschlag.

In jungen Jahren vom Geist der Aufklärung durchdrungen (dafür sprach auch Hahnemanns Zugehörigkeit zu den Freimaurern), erstarrte seine Haltung in späteren Jahren in einem fast fanatisierten Dogmatismus, der keine anderen medizinischen Götter neben sich duldete, dabei kompromißlos, polternd, grob bis über die Grenzen des Anstandes.

Echte materielle Not, wie man sie sich heute kaum mehr vorstellen kann, erbitterte Anfeindungen der Ärzteschaft und der Apotheker haben sicherlich dazu beigetragen. Man war damals nicht zimperlich in der Wahl des Vokabulars.

Hahnemann beispielsweise titulierte seine Kollegen als »mit unverständlicher Aftergelehrsamkeit flunkernde Quacksalber« und »hochbetitelte Gesundheitsverderber«.

Wie es in solchen Fällen zu gehen pflegt, lag die Schuld auf beiden Seiten.

Er war ein Mann von tiefer Frömmigkeit und immensem Fleiß, hochintelligent, übersetzte aus dem Englischen, Französischen und Italienischen wissenschaftliche Literatur.

Schon seine frühen Arbeiten lassen auf umfangreiche chemische und pharmazeutische Kenntnisse schließen. Weitschauend, modern waren seine Ansichten über Hygiene, Städtebausanierung und Umweltschutz.

In rund zwei Dutzend Orten hat Hahnemann gelebt, teils getrieben vom Zwang des Broterwerbs, teils von einer Unrast, die nicht einmal durch das fast schon obligate Häuschen mit Garten gedämpft wurde.

Ein wesentliches Verdienst Hahnemanns ist es, die verworrenen, geschwollenen, unwissenschaftlichen Heilmethoden seiner Zeit mit ihren übertriebenen Rezepturen, Aderlässen, und Klistieren kritisch angeprangert zu haben. Zufällige Beobachtungen und Studien brachten ihn auf den Weg zur Homöopathie, wie er seine Lehre nannte.

Aufmerksam gemacht durch Berichte des englischen Arztes Cullen über die Wirkung der Chinarinde gegen Malaria, probierte Hahnemann die Droge an sich selbst aus. Er stellte dabei Symptome fest, die der Malaria ähnlich waren. Hahnemann hat als junger Mann in Siebenbürgen in einem Malariagebiet gelebt. Allergische Erscheinungen als Reaktion dieses Selbstversuches sind also durchaus möglich gewesen. Diese Beobachtungen und weitere Arzneiprüfungen bahnten einer neuen Lehre in der Medizin den Weg. Daß dieser auch in theoretische Sackgassen führte, tat dem Erfolg der Lehre kaum Abbruch.

»Man ahme die Natur nach«, so der berühmte Lehrsatz, »welche zuweilen eine chronische Krankheit durch eine hinzukommende heilt, und wende in der zu heilenden (vorzüglich chronischen) Krankheit dasjenige Arzneimittel an, welches eine andere, möglichst ähnliche, künstliche Krankheit zu erregen imstande ist, und jene wird geheilt werden; Similia similibus.« Ähnliches mit ähnlichem.

Dieses Ähnlichkeitsprinzip taucht seit Hippokrates immer wieder in der Heilkunde auf; aber erst Hahnemann hat eine Lehre daraus gemacht.

Mit seiner Familie und seinen Schülern prüfte er immer wieder die Reaktionen der Arzneien, so daß man ihn als einen der ersten Experimentatoren in der Medizin bezeichnet hat.

Sein Hauptwerk »Organon der rationellen Heilkunde« veröffentlichte er 1810 (Organon, griechisch, bedeutet Werkzeug), eine Bibel der Homöopathie mit 271 Paragraphen. § 1 dieser »Straßenverkehrsordnung« der Heilkunde: »Des Arztes höchster und einziger Beruf ist, kranke Menschen gesund zu machen, was man heilen nennt.«

1811 spricht er zum erstenmal von Verdünnung, 1827 fällt das Wort »potenzieren«. In zahlreichen Schriften und Arbeiten hat Hahnemann die Grundsätze seiner Lehre vertieft, sie zugleich aber zum unabdingbaren Dogma der neuen Heilkunst erhoben.

Hufeland, ein Zeitgenosse Hahnemanns und der Medizin-Papst der damaligen Zeit, sah die Vorteile der Homöopathie allerdings durchaus realistisch und weitblickender im Sinne moderner Therapie: »Hierin besteht das wesentliche Verdienst der Homöopathie, die Lebenskraft gerade im leidenden Organ zur Tätigkeit und Hilfe aufzurufen und die Mittel aufzusuchen, welche diesem Organe und diesem Krankheitszustand am meisten verwandt sind!«

Wie erklären sie es?

Das Grundprinzip der Homöopathie ist – wie schon gesagt – folgendes: Der Arzt soll jenes Arzneimittel anwenden, das beim Versuch am gesunden Organismus ähnliche Krankheitssymptome – sozusagen eine Mini-Krankheit – hervorgerufen hat.
Ein simples Beispiel: Ein Patient hat Durchfall. Beim Prüfungsversuch an einer gesunden Person hat der homöopathische Arzt ein Arzneimittel getestet, das die leichten Symptome des Durchfalls hervorgerufen hat. Dieses Arzneimittel, in einer bestimmten Verdünnung, auf die wir noch zu sprechen kommen, wird nun dem Patienten verordnet. Erfolg: der Durchfall verschwindet. Nach diesem Prinzip – ähnliches kann durch ähnliches geheilt werden – handelt die Homöopathie.
Dieses Prinzip findet sogar bei den Konstitutions-Typen Anwendung. Wenn ein Patient zu einem Arzt kommt, wird der erfahrene Mediziner mit einem Blick den athletischen, den asthenischen oder pyknischen Typ unterscheiden und schon aus der Konstitution unter Umständen Schlüsse auf die Krankheiten, Gebrechen oder Leiden des Patienten ziehen. Der homöopathische Arzt sieht seinen Patienten aus einem anderen Blickwinkel. Er mißt ihn an der Reaktivität auf bestimmte Arzneiwerte. Diese Arzneireaktions-Typen werden dann als Calcium carbonicum-, Sepia-, Phosphor-Pulsatilla-Typ bezeichnet, weil sie jeweils auf diese Arzneimittel ansprechen.

Warum das nun so wirkt, fragt man sich. Eine zweifelnde Antwort gab schon 1827 der homöopathische Arzt Hummel. Er schrieb: »Ein Kranker wird gesund nach Darreichung einer Medizin, dies ist Tatsache, aber wird er es durch unsere Arznei? Wäre er nicht von selbst genesen? Wäre nicht ohne die Arznei die Heilung vielleicht schneller erfolgt? Hat nicht eine Zufälligkeit, die Änderung der Diät, die Witterung, ein Gemütsaffekt, eine uns und dem Kranken unbemerkt gebliebene Einwirkung einer anderen arzneilichen Substanz das bewirkt, was wir unseren Mitteln zuschreiben?«
Die homöopathischen Ärzte unserer Zeit geben dafür die Erklärung, daß es sich um eine »abgestimmte« oder »organspezifische Schwellen-Reiztherapie« handelt. Sie meinen damit eine Umstimmung oder auch Anregung; man nennt das auch Stimulation (Anregung) der selbstregulierenden Kräfte des Organismus. Also eine Selbstheilung des Organismus.
Die Selbstheilungskräfte müssen allerdings im Organismus noch ausreichend vorhanden sein. Und hier ist auch die Therapie-Grenze der Homöopathie. Das heißt, einmal ganz primitiv ausgedrückt, man gibt dem Wagen sozusagen Starthilfe, damit er wieder anspringt. Die homöopathischen Ärzte konzentrieren ihre »Starthilfe«, den Arzneimittel-Reiz, dann speziell auf den Krankheitsprozeß, der jedoch von ihnen nicht immer so eng umschrieben ist wie in der Schulmedizin. Sie sehen einen komplexen Krankheitszustand, der sich beispielsweise nicht allein auf das Krankheitsbild »Gallenentzün-

dung« beschränkt. Überspitzt formuliert: der Kliniker macht den Demonstranten unschädlich, die homöopathischen Ärzte suchen auch die Hintermänner.

Gleichsam Schützenhilfe hat die Homöopathie aus dem Bereich der Technik erhalten. In der Medizin ist es ja in den letzten Jahren Mode geworden, die Kybernetik in das medizinische Denken miteinzubeziehen. Technische Funktionsabläufe mit ihrem System von Regelkreisen werden mit biologischen Abläufen verglichen. Unter diesem Gesichtspunkt sieht der österreichische homöopathische Arzt Dr. med. Georg Bayr die Wirkungsmechanismen homöopathischer Arzneimitteldosierungen. Wenn unser Organismus als ein System von physiologischen Regelkreisen angesehen wird, deren Störung gleichbedeutend mit Krankheit ist, dann – so Bayr – könne allein schon das »Signal eines Medikaments«, das pharmakologische Signal, mit einer spezifischen Struktur der Arzneimoleküle, die gestörte Reglerfunktion wieder normalisieren, indem die Eigenregulation des Organismus sozusagen auf verstärkten Touren läuft, bis die normale Reglerfunktion wiederhergestellt ist. Das ist in dürren Worten der komplizierte Sachverhalt theoretischer Überlegungen, die auch erklären würden, warum Verdünnungen noch in hohen Potenzen wirksam sein sollen.

Die Verdünnungen sind ein weiteres wichtiges Merkmal homöopathischen Wirkens. Hahnemann sprach 1827 erstmals von Potenzen, weil er in der Verdünnung noch eine Kräftesteigerung des Arzneimittels zu erkennen glaubte. Die homöopathischen Ärzte sehen in der Potenzierung eine Aufschließung der Oberflächenenergie nach den Gesetzen der Kolloid-Chemie und damit eine gesteigerte Wirksamkeit der Arznei.

Die Herstellung homöopathischer Arzneimittel erfolgt im wesentlichen noch immer nach den Vorschriften Hahnemanns. Die Wirksubstanzen werden entweder mit Alkohol verdünnt, wobei das Schütteln der Dilutionen, wie die Lösungen genannt werden, von großer Bedeutung ist. Unlösliche Substanzen werden eine dreiviertel Stunde lang mit Milchzucker im Verhältnis eins zu zehn verrieben. Erst von der Potenz D 8 an wird in Lösungen weiter verdünnt.

Die Frage, ob man diese Verdünnungen jeweils in einer neuen Flasche vornehmen sollte – wie es Hahnemann tat – oder, nach dem Vorschlag des russischen Staatsrates Korsakow, den letzten Tropfen im Glas zur weiteren Verdünnung zu verwenden, darüber gab es früher unter homöopathischen Ärzten jahrzehntelang heftige Diskussionen. Heute wird fast nur noch die Mehrglasmethode angewandt. Die Korsakowsche Einglasmethode ist in Frankreich sogar seit 1953 verboten.

Ein Zehntel dieser Urtinktur wird dann mit neun Zehnteln Alkohol verdünnt. Diese erste Dezimalpotenz trägt die Bezeichnung D 1; von dieser Potenz werden wieder ein Zehntel mit neun Zehnteln Alkohol verdünnt, die so gewonnene Potenz wird als D 2 bezeichnet. Aus jeder dieser Verdünnungsstufen wird jeweils nur ein Zehntel zur weiteren Verdünnung verwendet.

Man kann sich angesichts des Zahlenbildes vorstellen, wie schnell sich die Moleküle verteilen, wenn schon D 4 eine Zahl mit vier Nullen ist, nämlich 1 : 10000. Die D 10 sieht dann so aus:
1 : 10000000000, in Worten: eins zu zehn Milliarden, und solche Bezeichnungen sind nicht ungewöhnlich auf den Etiketten homöopathischer Arznei. Dennoch ist die Zahl der Moleküle noch verhältnismäßig groß, wie Untersuchungen der Mediziner O. Leeser und K. Zanner 1953 an radioaktivem Phosphor mit Hilfe des Geiger-Müller-Zählers ergaben; danach konnten in der Potenz D 15 auf 1 cm^3 noch ungefähr 1 Million Moleküle nachgewiesen werden.

Die Grenze liegt bei etwa D 20, hier schwimmt nach dem Gesetz der Loschmidtschen Zahl das letzte einsame Molekül im Lösungsmedium.

Eine ganz interessante Berechnung wurde seinerzeit in der Zeitschrift Universitas (15. Jahrgang, 1960, Heft 9) von Prof. Otto Hahn angestellt.

In einem Artikel über »Die Unwägbarkeit chemischer Elemente als Schlüssel der Forschung« schrieb er:

»Um sich eine Vorstellung von der Zahl 10^{23} zu machen, erinnere ich an ein Gedankenexperiment, das der berühmte Radiochemiker Soddy früher einmal folgendermaßen ausgesprochen hat: Wir wollen annehmen, man könnte auf irgendeine Art jedes der Moleküle von Wasser, die in einem gewöhnlichen Glas Wasser enthalten sind, also etwa 200 g, sichtbar machen, z. B. rot färben, sozusagen mit einem Etikett versehen. Wenn dieses Glas Wasser dann an irgendeiner Stelle in den Ozean gegossen wird ... dann würden nach einer allerdings langen Zeit die 200 g gleichmäßig auf die Ozeane und Flüsse der Welt verteilt sein.

Wenn nun ein Glas Wasser aufs Geratewohl an irgendeiner Stelle der Ozeane oder Flüsse geschöpft würde, ob von der Oberfläche oder von einer Tiefe von 6000 m, dann würde man darin mehr als 2000 dieser rotgefärbten Moleküle finden.«

Aber schon bei der Verordnung von D 12-Arzneien bezeichnet man homöopathische Ärzte als Hochpotenzler. Und hier scheiden sich auch die Geister in Tiefpotenzler und Hochpotenzler, jene, die zwar an die Wirksamkeit von Verdünnungen in Grenzen glauben, aber doch nicht an den Erfolg »substanzloser energetischer Produkte«.

Prof. Dr. med. Ritter, selbst der Homöopathie zugewandt, scherzte einmal: »Müßten die Hochpotenzler alle Nullen auf jedem Rezept ausschreiben, gäbe es keine Hochpotenzen.«

Solange jedoch noch Moleküle nachweisbar sind, glaubt der Stuttgarter homöopathische Arzt Dr. O. Leeser darin folgende Vorteile zu sehen: »Die Teilchen haben eine um so größere Bewegungsfreiheit und daher vielfach größere Reaktionsfähigkeit, je verdünnter der Stoff ist, ... um so weniger heben sich die Teilchen gegenseitig in ihrer Energieentfaltung auf.«

Und dann weist er darauf hin, daß gerade die Oberflächen von kleinsten Stoffteilchen, die sogenannten Grenzflächen, als Träger von Energien erkannt seien, denen im Wechselspiel mit lebendigen Zellen und Säften die meisten Wirkungen zugeschrieben werden. In der Chemie spricht man in diesem Zusammenhang von Katalysatoren, das sind jene Stoffe, die allein durch ihre Gegenwart chemische Umwandlungen beeinflussen, ganz einfach ausgedrückt: es sind die Standesbeamten im Reich der Chemie.

Was sagt nun die Schulmedizin?

Einleuchtende Argumente – doch nicht für die Schulmediziner und Pharmakologen der großen Universitäten. Auch Prof. Dr. Ritter, früherer Chefarzt des Robert-Bosch-Krankenhauses in Stuttgart, äußert sich zurückhaltend: »In meiner Grundhaltung bin ich Schulmediziner, wenn ich auch mein Leben lang die Homöopathie ausgeübt habe. Darin unterscheide ich mich von meinen homöopathischen Kollegen, die zum Teil recht orthodox sind. Ich bin kein Freund ideologischer Übertreibung oder Vereinseitigung. Ich habe die Homöopathie immer als eine Ergänzungstherapie angesehen und auch in meinen Arbeiten und Referaten immer betont, daß die Homöopathie nur unter bestimmten Indikationen dort in Betracht kommt, wo kein unabwendbares, unvermeidliches Verfahren der Schultherapie angezeigt ist. Das ist immer mein Grundkonzept gewesen.
Zur Dosierung wäre zu sagen, daß die Grenze dort zu ziehen ist, wo nach der Loschmidtschen Zahl kein Molekül in der Lösung ist. Dann kann man sich keine Wirkung vorstellen, und wird sie trotzdem behauptet, ist die Frage sehr naheliegend, wie überhaupt bei der ganzen Reiztherapie, inwieweit Placebo-Effekte suggestiv dort eine Rolle spielen.«

Informationen für den Patienten

Ein Patient darf von seinem Arzt für Homöopathie keine Wunder erwarten. Homöopathie ist eine Sache der Geduld. Die Heilerfolge sind nicht so spektakulär wie oft in Fällen der Chemotherapie oder der Antibiotika-Behandlung.
Homöopathie ist nicht zu vergleichen mit einer Penicillinspritze, die sozusagen im Handumdrehen – unter Umständen – Krankheit und Beschwerden beseitigt.
Die Vorteile dieser Behandlungsmethode: Die nie geleugneten Nebenwirkungen bei den üblichen Medikamenten entfallen. Dennoch sollte kein Patient dadurch zur Selbstbehandlung verführt werden. Auch die Arzneimittel der Homöopathie lösen schließlich Wirkungen aus, die vom erfahrenen homöopathischen Arzt bewußt gesteuert werden, in der Hand eines Unerfahrenen jedoch auch Schäden setzen können.
Wie auch bei manch anderen Therapieverfahren betrachtet die Homöopathie Genußgifte mit großem Argwohn. Auf Alkohol und Kaffee soll der Patient während der Behandlung verzichten, ebenfalls wird vom Rauchen abgeraten.
Auskünfte über Ärzte, die an Ihrem Wohnort homöopathisch behandeln, erteilt der »Deutsche Zentralverein homöopathischer Ärzte e. V.«, 65 Mainz,

Kaiserstraße 12. Über homöopathische Krankenhausabteilungen gibt die folgende Liste einen Überblick:

7150 Backnang
Kreiskrankenhaus
Abteilung

5920 Berleburg
Am Sengelsberg
Naturheilklinik ›Odeborn‹

4630 Bochum
St. Josefskrankenhaus
Kinderabteilung

8901 Deuringen
Steppacher Str. 47
Waldhaus Klinik

7290 Freudenstadt
Kreiskrankenhaus
Abteilung

7290 Heidenheim
Kreiskrankenhaus
Abteilung Dr. Dr. Kusserow

5804 Herdecke
Gemeinschaftskrankenhaus
Abteilung (Anthroposoph.)

3500 Kassel
Ludwig-Noll-Krankenhaus
Abteilung Dr. Reuber

4920 Lemgo
Lagesche Str. 69
Krankenhaus Eben-Ezer

8000 München-Harlaching
Sanatoriumsplatz 2
Krankenhaus für Naturheilverfahren

6050 Offenbach
Scheffelstr. 83
Homöopathisches Krankenhaus

6050 Offenbach
Frankfurter Str. 110
Ketteler-Krankenhaus

7000 Stuttgart 1
Poliklinik
Robert-Bosch-Krankenhaus

Homotoxin-Lehre

Die Kronzeugin

Seit der Kindheit litt ich unter Mandelentzündungen, die mit Antibiotika und Chemotherapeutika behandelt wurden. Gegen Achselschweiß wendete ich Sprays an. 1961 traten epileptiforme Anfälle mit Bewußtseinsverlust ein. Auch nach Entfernung der Mandeln besserten sich die Anfälle nicht. 1969 traten dann auch noch Schmerzen im Schulter-Nacken-Bereich auf, wogegen ich Tabletten, Spritzen, Einreibungen und Packungen erhielt. Mein Gesundheitszustand verschlimmerte sich jedoch bis zur Unerträglichkeit. Im September 1971 übernahm ein Arzt für biologische Heilweisen die Behandlung. Er setzte sämtliche Chemotherapeutika und den Spray ab und behandelte mich nur noch rein homöopathisch-biologisch. Schon bald trat eine Besserung ein. Dann trat eine akute Grippe-Bronchitis mit viel Schleimauswurf auf. Auch noch sonstige verschiedenste Beschwerden stellten sich im Ablauf der Behandlung ein, die früher unterdrückt waren und die jetzt homöopathisch geheilt wurden. Nach etwa einjähriger Behandlung war ich wiederhergestellt. Schmerzen und Anfälle waren völlig beseitigt.
Rückblickend kann ich sagen, daß durch die biologische Kur eine grundlegende Besserung und endgültige Heilung erreicht wurde.
(Frau Sonja B., Baden-Baden)

Das muß man zuerst wissen

In der Geschichte der Medizin sind zu allen Jahrhunderten immer neue Lehren und Krankheitsbegriffe aufgetaucht, die das Phänomen Krankheit zu erklären und zu deuten suchten. So die Vier-Säfte-Lehre des berühmten griechischen Arztes Hippokrates, in der Neuzeit die Zellular-Pathologie von Rudolf Virchow. Seit 1948 kennt die Medizin eine neue Lehre von den Ursachen der Krankheit: Die Homotoxinlehre.

Der früher in Berlin lebende Arzt Dr. med. Hans-Heinrich Reckeweg ist der Begründer dieser Menschengiftlehre und ihrer biologischen Therapie. Homotoxin bedeutet nämlich nichts anderes als Menschengift. Dr. Reckeweg will damit nicht das Lehrgebäude der Schulmedizin aus den Angeln heben, sondern eine wirkungsvollere und vor allen Dingen eine ungefährlichere Therapie zum Nutzen des Patienten anstreben, nämlich durch die Weckung der Naturheilkräfte.

Der jetzt in Baden-Baden lebende Dr. Reckeweg sieht in der Homotoxinlehre »eine auf wissenschaftlichen Erkenntnissen und Forschungsergebnissen der Physiologie, der Medizin, der Biologie, der Pharmakologie, der Chemie und anderen naturwissenschaftlichen Prinzipien aufgebaute neuartige Konzeption«. Und damit hätten auch die Homöopathie und die biologischen Therapie-Verfahren eine wissenschaftliche Fundierung erhalten.

Es waren also weniger die Experimente, die Tierversuche, die eigene medizinische Versuchsreihe, sondern die ungezählten Mosaiksteine der wissenschaftlichen Forschung aller Bereiche, die ein kluger Kopf unter dem beherrschenden Prinzip der »Dominanz des toxischen Wirkstoffes« zu einem neuen Lehrgebäude verwandte.

Ausgangspunkt der Gedankengänge waren die Homöopathie und die bio-kybernetischen Regulationsprozesse, die auf Wirkstoffe und Gifte jeder Art reagieren und im Organismus ein System von Regelkreisen und Steuerungsmechanismen bilden, wie sie aus der technischen Welt bekannt sind; ganz besonders auch die Erkenntnis, daß alle Lebensäußerungen auf der Umsetzung chemisch faßbarer Wirkstoffe beruhen. Also mußte diesen Wirkstoffen ebenfalls eine Schlüsselfunktion bei der Entstehung und Behandlung von Krankheiten zukommen.

Dr. Reckeweg verfolgte nun den Weg, den die Wirkstoffe bei Krankheiten im Organismus gehen. »Das ist alles«, erklärte er, »was ich gemacht habe, und dabei bin ich zu ganz überraschenden Ergebnissen gekommen.«

Unter diesen Aspekten ergab sich zunächst eine naturwissenschaftlich fundierte Definition des Krankheitsbegriffes: Krankheiten sind Ausdruck eines Kampfes des Organismus gegen Gifte, Homotoxine, für den Menschen giftige Stoffe. Die Krankheit wird in der Homotoxinlehre also nicht als etwas Böses und Schädliches angesehen, sondern als ein »Giftabwehrvorgang«, der dazu dient, das harmonische Gleichgewicht der Funktionen wieder herzustellen oder um bereits erlittene Giftschädigungen wieder auszu-

kompensieren. Krankheiten sind danach also biologisch zweckmäßige Selbstheilungsversuche, die vom Arzt in Richtung auf die Entgiftung geleitet werden.
In der Bundesrepublik praktizieren über 400 Ärzte, zusammengeschlossen in der Internationalen Gesellschaft für Homotoxikologie und antihomotoxische Therapie e. V., Baden-Baden, die neue Lehre. Viele Tausende sympathisieren mit diesen, auf modernen naturwissenschaftlichen Vorstellungen aufgebauten therapeutischen Möglichkeiten und verordnen – wenn auch nicht ausschließlich – biologische Naturheilmittel.
Die Behandlungsmethode beruht auf homöopathischen Naturheilmitteln, einer biologisch richtigen Diät, die beispielsweise den Genuß von Schweinefleisch strikt verbietet; auch Alkohol und Nikotin sowie Kaffee und Tee in überreichlicher Menge, ferner alle gefärbten und chemisch konservierten Nahrungsmittel stehen auf der Verbotsliste.
Das Therapie-Ziel, die Gesundheit, wird als die Freiheit von Giften und Giftschädigungen definiert. Ein schwer erreichbares Ziel in einer umweltgeschädigten Gesellschaft; aber Dr. Reckeweg sieht seine Aufgabe darin, nicht nur die Außenwelt, sondern auch die Innenwelt des Organismus von schädlichen Stoffen freizuhalten, d. h. die Entgiftungsfunktionen des Körpers nicht zu stören. Daher darf auch das Fieber, das eine »fieberhaft gesteigerte« Entgiftungsreaktion anzeigt, keineswegs mit chemischen Mitteln unterdrückt werden, so lehrt Dr. Reckeweg, sonst seien Therapieschäden zu erwarten.

Das interessiert am meisten

In einer Therapie-Liste werden rund 700 Krankheiten genannt, die nach den Grundsätzen der Homotoxin-Lehre und der damit verbundenen biologischen Therapie behandelt, beeinflußt und geheilt werden können. Es bedarf freilich eines sehr erfahrenen Arztes auf diesem Gebiet, der die biologische Klaviatur beherrscht, und auch eines geduldigen Patienten, der nicht nach der ersten evtl. fieberhaften Reaktion zum chemotherapeutischen Medikament greift, »weil's ja schlimmer geworden ist«! Diese nach homöopathischen und biologischen Arzneien gelegentlich zu beobachtende Erstverschlimmerung wird nämlich als eine Heilreaktion, das heißt als ein günstiges Zeichen des Heilungsprozesses gedeutet. Um derartige überschießende Reaktionen zu vermeiden, wurden von Dr. Samuel Hahnemann, dem Begründer der Homöopathie, vor 180 Jahren die Verdünnungen der homöopathischen Arzneien praktiziert, was also als rein experimentell erarbeitetes und für die Therapie erforderliches Wirkprinzip, nämlich im Sinne der jetzt ebenfalls wissenschaftlich begründeten Simile-Wirkung und des Umkehreffektes, aufzufassen ist.
Beim Vorliegen einer Krebserkrankung empfehlen allerdings auch hier die Ärzte die möglichst frühzeitige Operation, glauben jedoch mit einer biologischen postoperativen Tumortherapie zusätzlich einen günstigen Einfluß auf die Giftabwehr-Systeme des Organismus auszuüben. Dieses steht im Einklang mit

neuesten Erkenntnissen der Medizin, daß nämlich der Erstarkung der körpereigenen Abwehr, speziell bei Krebs, eine grundlegende Bedeutung zukommt.
Bei schweren degenerativen Krankheitsschäden, beispielsweise Schrumpfniere oder Leberzirrhose, sieht auch die biologische Therapie der Homotoxin-Lehre meist keine endgültigen Heilungschancen, wenn die Beschwerden in manchen Fällen auch mit Naturheilmitteln erträglicher gemacht werden können.
Der Patient darf also bei chronischen und degenerativen Leiden nach den Behandlungsmethoden der Homotoxin-Lehre keine rasche Heilung erwarten. In seltenen Fällen allerdings kann die Heilung über die Umsetzung der chronischen Krankheit in ein akutes Leiden erfolgen, das heißt, es tauchen im Laufe der Therapie möglicherweise Krankheitserscheinungen wieder auf, die seinerzeit mit chemotherapeutischen Mitteln rasch unterdrückt worden sind. Auch die vielfach beobachteten Wechselwirkungen zwischen zwei verschiedenen Krankheiten wie Asthma und Ekzem können beobachtet werden, das heißt, auf die biologische Therapie weicht das Asthma dem wieder in Erscheinung tretenden Ekzem oder umgekehrt (bei allopathischer Therapie). Die Krankheit geht nach Dr. Reckeweg bei naturgerechter Therapie also ihren Weg zu der Entgiftung zurück, oft genauso, wie sie sich vorher mit Richtung in die »zellulären Phasen« hin entwickelt hatte; unter diesem Begriff versteht er gleichsam den Abstieg in immer schwerere Krankheitsbilder.

Wer und was steckt dahinter?

Ein Einzelgänger steckt hinter diesem kühnen Lehrgebäude, den die etablierten Außenseiter, die schon mit einem Bein in der Schulmedizin stecken, als einen wahren Außenseiter bezeichnen. Dr. med. Hans-Heinrich Reckeweg kam durch Zufall zur Homöopathie.
Die Notverordnungen Brünings, des Reichskanzlers der frühen 30er Jahre, mit ihren Devisenbeschränkungen machten dem jungen Dr. Reckeweg einen Strich durch eine geplante Italienreise. Statt dessen nahm er 1932 eine Einladung des Berliner Vereins homöopathischer Ärzte an. Diese mehr aus Neugier unternommene Besuchsreise spielte ein bißchen Schicksal im Leben des Dr. Reckeweg. Er wurde ein überzeugter Anhänger der Homöopathie, begnügte sich jedoch nicht mit den über 150jährigen Erfahrungen homöopathischer Arzneimittelprüfung, sondern versuchte diese in Einklang mit den Ergebnissen der modernen medizinischen Forschung zu bringen. Dabei war der von ihm gefundene Krankheitsbegriff die Basis.
Die vorherrschende Bedeutung der toxischen Wirkstoffe, so berichtet er, sei ihm nach langjährigen Forschungen dann 1948 wie in einer Erleuchtung bewußt geworden. Es sei dann lediglich noch erforderlich gewesen, eine logische Deduktion konsequent an die andere zu reihen, woraus sich das System der homotoxischen Phasen und die Homotoxin-Lehre ergeben haben. Als ein Verdienst Dr. Reckewegs erscheint die Aufdeckung und Ana-

lyse dieser naturgesetzlichen Zusammenhänge, woraus das System der homotoxischen Phasen, die progressive und regressive Vikariation, die Definition des Krankheitsbegriffes und der Abwehrsysteme resultieren.
Dr. Reckeweg baute damit nicht nur ein Lehrgebäude auf, sondern auch eine pharmazeutische Firma, welche die von ihm entwickelten Arzneimittel herstellt und vertreibt. Vornehmlich in der Fachzeitschrift »Biologische Medizin« publiziert Dr. Reckeweg seine Theorien und Erfahrungen zum Thema Homotoxin-Lehre.

Wie erklären sie es?

Der menschliche Organismus wird als ein Fließsystem betrachtet, dessen Fließgleichgewicht im Zustand der Gesundheit ausgeglichen ist. Auch jede Zelle ist ein solches Fließsystem. Wenn dem Körper also eine biologisch vernünftige Nahrung zugeführt wird und wenn der Organismus in einem harmonischen Verhältnis zur Umwelt steht, dann herrscht Fließgleichgewicht, das heißt, der Zustand der Gesundheit. Dieses Fließgleichgewicht wird bei der Zufuhr von Giften durchbrochen, gleichviel, ob solche Gifte von außen an den Körper herangetragen werden, wie beispielsweise Abgase im Straßenverkehr, oder durch Nahrungsmittel aufgenommen werden. Auch Hitze, Kälte sowie Überlastungen setzen toxische, also giftige Reizstoffe im Organismus frei.
Der Organismus reagiert auf die Zufuhr von Giften demnach mit Störungen seines Fließgleichgewichtes, nämlich mit Krankheiten, die als Ausdruck von Abwehrmaßnahmen gegen diese Gifte angesehen werden, wie zum Beispiel Erbrechen oder sonstige Ausscheidungen; ein durchaus positives Verhalten des Körpers, das den Willen zur Gesundung ausdrückt, so daß man Krankheit nicht als etwas Negatives betrachten kann.
Krankheit ist nach der Homotoxin-Lehre daher eigentlich ein überalterter Begriff, denn gemeinhin versteht der Mensch darunter etwas Bösartiges, Bedrohendes. Nicht die Krankheit aber bedroht den Menschen; denn Krankheit ist ein abstrakter Begriff und kann nicht handeln, sondern die materiell faßbaren, chemisch definierbaren Stoffe sind es, die diese Störungen hervorrufen – die Homotoxine, zu deutsch Menschengifte.
Dieses kausalnaturwissenschaftliche Denken der Homotoxin-Lehre hält Dr. Reckeweg für besonders wichtig, um sachliche wissenschaftliche Diskussionen zu führen.
Aber auch das Zweckdenken, das sogenannte teleologische Prinzip, ist grundlegend in der Homotoxin-Lehre verankert; denn Krankheiten haben den Zweck, die Entgiftung herbeizuführen bzw. Giftschäden wieder auszukompensieren.
In der Natur entwickeln sich Katastrophen nur langsam; es müssen zahlreiche Faktoren einwirken, ehe es zu dem vermeintlich unerwarteten Paukenschlag kommt. Die Überschwemmungskatastrophe beispielsweise setzt langanhaltende Regenfälle voraus; auch der Wirbelsturm wird erst geboren aus der Konstellation ver-

schiedenartiger atmosphärischer Bedingungen; und selbst der Baum im Wald fällt nicht wie vom Blitz getroffen zu Boden, erst Millionen Schädlinge, vielleicht auch eine vergiftete Umwelt, haben ihn zu Fall gebracht. Auch der plötzliche Herzinfarkt ist ja nicht Folge einer Sekundenkrankheit, sondern zumeist der Preis für den jahrelangen Raubbau am eigenen Organismus.

So hat auch jeder Mensch seine biologische Geschichte; so können verschiedene Krankheiten abwechseln und aufeinander folgen, wobei sie oft über ein und denselben toxischen Wirkstoff zusammenhängen können.

Bei dem Versuch, die verschiedenen Auswirkungen von Giftstoffen auf den Organismus zu definieren, kam Dr. Reckeweg zu den sechs homotoxischen Phasen, die sich auf den Geweben der drei Keimblätter abspielen und dabei ineinander übergehen oder aufeinander folgen. So kann z.B. Asthma zum Ekzem, eine Mandelentzündung zur Nephrose, eine Nierenerkrankung oder Grippe zur Anämie führen.

Daraus ergibt sich eine übersichtliche tabellarische Ordnung über alle bekannten Krankheiten, die Tabelle der Homotoxikosen, wie Krankheiten hier bezeichnet werden.

Jeweils zwei Gruppen von je drei Phasen lassen sich unterscheiden:

1. Krankheiten der Disposition (humorale Phasen mit günstiger Prognose, intakten Fermenten und Selbstheilungstendenz).

2. Krankheiten der Konstitution (zelluläre Phasen mit zweifelhafter Prognose, Fermentschäden und Verdichtungsprinzip der Homotoxine)

Getrennt werden diese beiden Krankheitsblöcke durch den sogenannten »biologischen Schnitt«; das ist gleichsam die Grenzlinie, der Hades, bei dessen Überschreiten von den ersten drei humoralen in die drei zellulären Phasen biologische Gefahren auftauchen. Heilung durch gezielte Therapie.

Die Krankheiten der Disposition, das heißt, die ersten drei humoralen Phasen, sind nach der Homotoxin-Lehre meist noch leicht einer Heilung durch biologische Heilmittel zugänglich, weil nämlich die Zellfermente, die die Entgiftungsleistungen vollbringen müssen, noch nicht geschädigt sind. Sie werden mit biologischen Mitteln stimuliert; die verursachenden Gifte können abgebaut werden.

Die *Krankheiten der Disposition* unterscheiden folgende drei Phasen:

1. Die Exkretionsphasen oder Ausscheidungsabschnitte, die den normalen Körperausscheidungen entsprechen, beispielsweise Schweiß, Urin, Darmentleerung usw.

2. Die Reaktionsphasen oder Antwortabschnitte; das sind alle Entzündungsvorgänge wie Angina, Blinddarmentzündung, Gelenkentzündung oder ein Furunkel, meist auch mit – allerdings krankhaften – Ausscheidungen von Eiter, Schleim, Schweiß usw.

3. Die Depositionsphasen oder Ablagerungsabschnitte, in welchen Homotoxine in abgebundener Form – durch die Entgiftungsmechanismen – abgelagert werden, z. B. in Form von Lipomen, Nierensteinen, Gallensteinen usw.

Alarm also schon bei Krankheiten der Disposition, besonders bei Entzündungen wie Angina oder Grippe. Sie sollten nicht durch unbiologische Therapie über den biologischen Schnitt in das Gebiet der zellulären Phasen, das heißt, in das Gebiet der Krankheiten der Konstitution verschoben werden. Der Patient gerate damit in Gefahr, in das chronische Siechtum überzugleiten.

Bei länger dauernder Gifteinwirkung, beispielsweise auch durch Tablettensucht sowie durch eine biologisch nicht vernünftige Lebensweise oder Umweltwirkungen, entstehen Schäden an den Zellfunktionen, meist Fermentblockaden, auch Zellschädigungen durch verschiedenste Homotoxine. Das äußert sich durch Verschiebung einer Krankheit (Phase) in eine völlig andere, zum Beispiel einer Angina in eine Nephrose, in eine Leukämie, einen Herzmuskelschaden oder Leberschaden. Es handelt sich also dabei um eine biologisch gefährliche progressive Vikariation, die auf der Tabelle der Homotoxikosen einer Verschiebung nach rechts entspricht, in das Gebiet der Krankheiten der Konstitution, nämlich rechts des biologischen Schnittes.

Diese *Krankheiten der Konstitution* jenseits des biologischen Schnittes lassen sich wiederum in drei Phasen unterteilen, in:

1. Die Imprägnationsphasen oder Eindringungsabschnitte, bei denen Gifte in die Zelle selbst eindringen und hier Schäden oder Fermentblockierungen setzen.
2. Die Degenerationsphasen oder Entartungsabschnitte, bei denen Gifte Zellschäden unwiederbringlicher Art mit schweren biologischen Folgen, chronischem Siechtum usw. anrichten.
3. Die Neoplasmaphasen oder Krebsbildungsabschnitte.

Während in der Imprägnationsphase die geschädigten Zellstrukturen noch eine Heilungschance haben, gelten nach der Homotoxin-Lehre die beiden letzten Phasen aufgrund der Zellschädigung als meist irreparabel, also nicht mehr heilbar. Die Krebsentstehung wird als Schlußphase aller Krankheiten gewertet.

Dr. Reckeweg vergleicht hier die Zelle mit einer Fabrik. Die Maschinen sind in den Schlußphasen geschädigt, die Folge: Laufende Fehlproduktion von sog. intermediären Homotoxinen, also Ausschußware. Der Patient sollte dennoch, nach Dr. Reckeweg, nicht alle Hoffnung aufgeben. Es existiere auch eine biologisch günstige regressive Vikariation, um ebenfalls die bösartigen Phasen 4 bis 6 noch der Heilung zuzuführen, die möglicherweise durch Provokation der Naturheilungstendenzen mittels der stimulativen Therapie erreicht werden kann.

Nach der Homotoxin-Lehre stellt die Entzündung ganz allgemein einen großartigen Entgiftungsmechanismus dar, der nach Dr. Reckeweg ausschließlich mit Naturheilmitteln behandelt werden sollte; lediglich bei äußerster Lebensgefahr mit Antibiotika und Chemotherapeutika. Je besser aber der Arzt mit der Homotoxin-Lehre und mit der biologischen Therapie vertraut ist, desto seltener braucht er zu Antibiotika und Chemotherapeutika seine Zuflucht zu nehmen.

Wenn die Therapie – nach den Vorstellungen der Homotoxin-Lehre – mit unbiologischen Mitteln, also beispielsweise mit Chemotherapeutika, die Entgiftung unterdrückt, so wird nicht die Ursache der Erkrankung, die Giftlage, beeinflußt, sondern es weichen die Giftstoffe – nach den chemischen Gesetzen – in andere Bereiche des Organismus aus, und manchmal eben in Körpergewebe, die weitaus anfälliger sind; das heißt, es kann gefährlichere Auswirkungen haben, wenn beispielsweise anstelle der Angina in biologisch ungünstiger progressiver Vikariation eine Nierenerkrankung oder sogar ein Sarkom auftritt.

Unter dem Aspekt der Homotoxin-Lehre lassen sich also zahlreiche der heute so oft beobachteten Therapieschäden kausalwissenschaftlich als Giftverschiebung und als Schädigung der Abwehrsysteme definieren, wie vor allem des Knochenmarks, der Leber, des Herzmuskels u. a.

Die biologische Therapie nach den Grundsätzen der Homotoxin-Lehre ist demgegenüber eine mit feinen unterschwelligen oder geringfügig überschwelligen Reizen arbeitende Stimulationstherapie. Sie versucht, die Homotoxine unschädlich zu machen, gewissermaßen, wie Dr. Reckeweg schrieb, »gefesselt außer Landes zu verweisen, z. B. mit Eiter oder Bronchialsekret eliminiert, den gefangenen Feinden vergleichbar«. Homotoxine seien, so lehrt Dr. Reckeweg, nach siegreich in den Reaktionsphasen durchgeführtem Abwehrkampf tatsächlich chemisch gefesselt. Zwei Homotoxine würden dabei zu einem ungiftigen Körper zusammengekoppelt, dem Homotoxon, was aus zahlreichen Beispielen der physiologischen Chemie sowie der Pharmakokinetik bekannt sei.

Die antihomotoxische Therapie stützt sich dabei auf die Erfahrungen und Lehren der Homöopathie. Danach werden durch Verordnung eines homöopathischen Wirkstoffes, der nach Hahnemann eine »ähnliche Krankheit«, im Sinne der Homotoxin-Lehre also »ähnliche Giftabwehrmaßnahmen« hervorrufen kann, zusätzliche, in Reserve liegende Giftabwehrsysteme im Körper mobilisiert. Hierin sieht Dr. Reckeweg die wissenschaftliche Begründung der Homöopathie durch die Homotoxin-Lehre.

Wichtig ist, das für den Patienten passende »richtige« Heilmittel auszuwählen. Die dabei erfolgenden Verdünnungen bis zu den sogenannten Hochpotenzen – von den Homöopathen der gemäßigten Schule abgelehnt – entsprechen nach Ansicht von Dr. Reckeweg eher den biologischen Strukturen und Lebensfunktionen in unserem Organismus als die massiv toxisch wirkenden Chemotherapeutika, die vielfach Nebenwirkungen im Gefolge haben, die schlimmer als die ursprüngliche Krankheit seien. Hochpotenzen wirken nach neueren Vorstellungen auf die kybernetischen Steuerungsmechanismen aller Lebensfunktionen als »stöchiometrische« Signale, also nicht direkt materiell. Dr. Reckeweg glaubt festgestellt zu haben, daß eine besonders tiefgreifende und nachhaltige Wirkung durch Mischungen von Hoch- und Tiefpotenzen erzielt werden kann, durch sogenannte Potenzenakkorde, wobei die Tiefpotenzen, das heißt also die niedrigen Verdünnungen, die Basis auch der von Dr. Reckeweg entwickelten Arzneimittel sind und Hochpotenzen ausschließlich für besondere Fälle angewendet werden.

Nach Untersuchungen von Prof. Hauss konnte bei hoher Verdünnung ein auch schon von den Professoren Arndt und Schulz definierter sogenannter »Umkehreffekt« beobachtet werden, das heißt, bei der Verdünnung von D 8 (1 : 100 Millionen), aber noch mehr bei D 9 (Verdünnung 1 : 1 Milliarde) verstärkte sich die Wirksamkeit des Arzneimittels in umgekehrter Richtung, also im Umkehreffekt, erheblich im Vergleich zu niedrigen Verdünnungen.

Nach Dr. Reckeweg wirken die homöopathischen Verdünnungen molekularbiologisch regulierend auf den Aufbau und Umbau dieser feinsten biologischen Strukturen. Wie Versuche von Prof. Wallenfels und Dr. Weil erwiesen haben, genügen nur 1 bis 2 Moleküle des im Experiment zu induzierenden Fermentes, also Verdünnungen von D 22 bis D 23, um die Reaktion sofort anspringen zu lassen. Daraus ginge hervor, daß die biologischen Systeme mit anderen Maßstäben beurteilt werden müßten.

Was sagt nun die Schulmedizin?

Das ist mit wenigen Worten gesagt. Eine Anfrage beim wissenschaftlichen Beirat der Bundesärztekammer ergab einen negativen Bescheid. Es konnte kein Hochschullehrer benannt werden, der sich bisher mit der Homotoxin-Lehre und ihrer biologischen Therapie eingehend befaßt hatte.

Dr. Reckeweg sagt hierzu: »Die Schulmedizin kann nicht jede neue Theorie sofort akzeptieren. Zunächst mußte von mir eine wissenschaftliche Begründung vorgelegt werden. Das ist jetzt erfolgt. Naturwissenschaftliche Wahrheiten haben sich – wenn vielfach auch nur langsam – so doch in jedem Falle durchgesetzt. Die Zeit scheint mir jetzt reif zu sein für die Homotoxikologie und für die allgemeine Durchsetzung der Homöopathie.«

Informationen für den Patienten

Über vierhundert Ärzte in der Bundesrepublik praktizieren vorwiegend nach den Prinzipien der Homotoxin-Lehre. Tausend Ärzte verwenden auch antihomotoxische Naturheilmittel. Anfragen nach einem Arzt Ihres Wohnortes oder Wohnbezirkes sind zu richten an die

Internationale Gesellschaft für
Homotoxikologie und
antihomotoxische Therapie e. V.
757 Baden-Baden
Bertholdstraße 7

Im Rahmen der Diätvorschriften wird jede Art von Schweinefleischgenuß verboten, einschließlich Speck, Schinken und üblicher Wurstsorten wie Kalbsleberwurst oder Salami. Grund: übliche Fleisch- und Wurstwaren enthalten sogenannte Sutoxine, das sind nach der Lehre der Homotoxikologie Schweinefleischgifte (nicht gleichzusetzen mit dem allgemeinüblichen Begriff »Lebensmittelvergiftung«). Abgelehnt werden alle Arzneimittel mit sogenannten unerwünschten Nebenwirkungen. Nur bei akuter Lebensgefahr sei ihre Verordnung zu verantworten.
Wenn bei den zellulären Phasen, also vornehmlich bei den chronischen Krankheiten, gewissermaßen die »Zielscheibe« der Arzneiwirkung beschädigt ist und auf die feinen homöopathischen Arzneireize nicht mehr ausreichend anspricht, so läßt sich dabei mit den Homöopathika – meist ebenso wie mit Allopathika – vielfach insofern ein Teilerfolg erzielen, als zwar eine endgültige Abheilung meist nicht mehr gelingt, jedoch durch laufende Stimulierung der Abwehrsysteme allmählich die Abwehrkräfte mobilisiert und gewisse Stationierungen mit Besserung vieler Beschwerden erzielt werden können, zumal auch die Therapie mit Vitaminen, Organextrakten usw. als biologisch zu gelten hat. Der antihomotoxisch behandelnde Arzt arbeitet nach strategischen Gesichtspunkten. Mit kleinen Arzneireizen baut er allmählich gestörte Funktionen wieder auf, so erläutert es Dr. Reckeweg. Schon im Volksmund heißt es: jedes Ding braucht seine Zeit, so braucht auch die biologische Therapie einige Zeit.

Phytotherapie – Die sanften Heiler

Der Kronzeuge

Ein Kronzeuge? Es gibt Millionen Menschen, die die wunderbaren Wirkungen von Heilpflanzen bezeugen können. Jeder von uns hat sicher schon einmal bei verdorbenem Magen einen Kamillentee oder Pfefferminztee getrunken und jene angenehme Linderung verspürt, die von diesen Heilpflanzen ausgeht. Alltägliche Phytotherapie! Aber auch dort, wo man sie nicht vermutet, steckt die Heilpflanze im Medikament, nur die meisten wissen es nicht mehr.

Das muß man zuerst wissen

Aus der alten Kräuterheilkunde wurde die Pflanzenheilkunde, die Phytotherapie; das Wort »phytos« stammt aus dem Griechischen und bedeutet »Pflanze«. Die Phytotherapie steht sich manchmal selbst im Wege: Einmal sind es die lateinischen Namen, die der Patient meist nicht versteht; denn wer weiß schon, daß sich hinter
Crataegus oxyacantha
Convallaria majalis
Aspidium Filix-mas
der Weißdorn, das Maiglöckchen und der Wurmfarn verbergen.
Andererseits klingen für den Arzt Namen wie
Johanniskraut
Teufelskralle
Vogelknöterich
Lungenkraut
Pestwurz
zu unwissenschaftlich, erinnern an Kräuterweiblein.

Die Phytotherapie wird von einem der bedeutendsten Kenner auf dem Gebiet der Heilpflanzen, dem Internisten Dr. med. Rudolf Fritz Weiss, als die Wissenschaft bezeichnet, die sich mit der Anwendung pflanzlicher Heilmittel beim kranken Menschen befaßt.

Der Facharzt für Innere Medizin wehrt sich daher auch entschieden gegen die Klassifizierung als Außenseiter: »Außenseiter sind die Leute, die mit ausgefallenen, nicht beweisbaren Heilpflanzen arbeiten.« Auf das Problem der Beweisbarkeit kommen wir noch im Abschnitt »Wie erklären sie es« zu sprechen. Zum Thema Außenseiter jedoch noch ein interessanter Hinweis über eine Heilpflanze, der besondere Kräfte zugeschrieben werden: der Ginsengwurzel. Dr. med. R. F. Weiss schreibt dazu in dem Buch »Das Tee-Lexikon«: »Erst neue Forschungen haben ergeben, daß in der Ginsengwurzel kein besonderer Wirkstoff enthalten ist und daß sie auch keine eigene Herz- oder Kreislaufwirkung besitzt, sondern, daß ihr eigentlicher Effekt eine Anregung des Zentralnervensystems ist, nicht anders wie etwa das Coffein im Kaffee oder der Kampfer im Rosmarin.«

Der Begriff Phytotherapie wurde von dem französischen Arzt Henri Leclerc geprägt. Dr. Leclerc lebte von 1870 bis 1955. Er galt als einer der hervorragendsten Kenner der Heilpflanzen in Frankreich und erfreute sich in der medizinischen Welt eines hohen Ansehens. Die Wissenschaft kennt ungefähr 3000 Heilpflanzen bei insgesamt 400000 Pflanzen. Bei der Verordnung von Arzneien greifen die Ärzte auf etwa 200 Heilpflanzen zurück. Das Sortiment reicht von der Kamille bis zum Fingerhut, also vom magenfreundlichen Tee bis zum Herzmittel Digitalis, vom Paprika-Gewürz bis zur Enzian-Wurzel.

Vielfach werden nur die Reinsubstanzen aus einer Heilpflanze gewonnen und als Medikament verwendet. Neuere Forschungen haben jedoch gezeigt, daß oft erst die Vielfalt aller Substanzen in einer Heilpflanze, also das ganze Naturprodukt, den wirkungsvollsten Heileffekt hat.

Phytotherapie sollte nicht mit der Homöopathie verwechselt werden. Wenn auch die Grundsubstanzen der Homöopathie vielfach pflanzlichen Ursprungs sind, so bestehen doch zwischen den Lehren beider Heilmethoden grundlegende Unterschiede.

Auch von den unwissenschaftlichen Kräuterheilkundigen suchen sich die Ärzte der Phytotherapie zu distanzieren. Der moderne Phytotherapeut ist also nicht der Kräuterdoktor der guten alten Zeit. Er verwendet pflanzliche Heilmittel nur im Rahmen der therapeutischen Möglichkeiten, und auch für ihn gilt zuerst das Grundprinzip jeden ärztlichen Handelns: zuerst die Diagnose. Er wird auch nie behaupten, Krankheiten nur mit den Mitteln der Phytotherapie heilen zu wollen.

Das interessiert am meisten

Unter dem Eindruck der nichtbestrittenen Nebenwirkungen von Medikamenten aus dem Bereich der Chemotherapie, also der synthetisch im Laboratorium hergestellten Arzneimittel, würde ein großer Teil der Bevölkerung nach Meinungsumfragen einem pflanzlichen Heilmittel im Krankheitsfalle den Vorzug geben. Die Neigung zur Heilpflanze enthüllt andererseits einen weitverbreiteten Irrglauben, daß nämlich pflanzliche Heilmittel ungefährlich und ohne schädliche Nebenwirkungen seien. Das ist absolut falsch. Und das gilt nicht nur für die klassischen Giftpflanzen wie Belladonna oder Digitalis.

Zwei Beispiele: Die beliebte und bekannte Lakritze, genauer gesagt der Süßholzsaft, verursacht bei längerer Einnahme Blutdruckerhöhungen, Ödeme und Verlangsamung der Herztätigkeit.

Pflanzliche Abführmittel, die über einen sehr langen Zeitraum eingenommen werden, können nach Aussage des Phytotherapeuten Dr. Weiss durch ständigen Flüssigkeits- und Mineralstoffentzug im Darm Elektrolytstörungen mit lähmungsartigen Erscheinungen und Schwächezuständen hervorrufen. Das sollte Ihnen jedoch nicht den Genuß an Lakritze vergällen, nur sollte man sich dessen bewußt sein: ein Zuviel ist – ebenso wie in der Ernährung – immer von Übel.

Die Phytotherapie unterscheidet milde und starke Pflanzenheilmittel, wobei »milde« *nicht* »wirkungslos« bedeutet.

Der verantwortungsbewußte Phytotherapeut ist, wie schon gesagt, kein einseitiger Heiler, er wird jedoch aus der Kenntnis pflanzlicher Wirkstoffe in vielen Krankheitsfällen oft mit Erfolg pflanzliche Heilmittel anwenden. Über den Anwendungsbereich gibt das »Lehrbuch der Phytotherapie« von Dr. Rudolf Fritz Weiss Auskunft:

- Krankheiten der Verdauungsorgane
- Krankheiten der Kreislauforgane
- Krankheiten der Atmungsorgane
- Grippe und Erkältungskrankheiten
- Krankheiten der Harnorgane
- Rheumatische und
- Stoffwechselkrankheiten
- Krankheiten des Nervensystems
- Frauenkrankheiten
- Augenkrankheiten
- Wunden und andere Verletzungen
- Phyto-Balneologie.

Damit sei nur angedeutet, welche Möglichkeiten der Phytotherapeut sieht.

Die Grenzen der Phytotherapie sieht der Münchner Heilpraktiker Josef Karl bei folgenden Krankheiten:

- Psychische Erkrankungen mit vegetativen Dystonien
- Neurosen
- Psychosen
- rheumatische Erkrankungen
- hormonabhängige Krankheiten
- und Krebserkrankungen.

Ein großer Teil phytotherapeutischer Verordnungen entfällt auf die Teekuren. Hier wird vom Patienten meistens des Guten zuwenig als zuviel getan. Vielfach wird nur eine Prise Tee genommen, während die Ärzte in der Regel ein bis zwei Teelöffel auf eine Tasse verordnen. Wichtig ist dabei, daß die erste Tasse morgens nüchtern getrunken wird. Drei Tassen am Tag werden im allgemeinen angeraten. Wer nun glaubt, seinem Körper etwas Gutes zu tun, wenn er für alle Ewigkeit einen Kräutertee trinkt, der braucht sich nicht zu wundern, wenn ihn trotzdem und gerade deswegen ein körperliches Unbehagen heimsucht. Denn auch hier kann eine Dauerteeberieselung zu unerwarteten Nebenwirkungen führen. Abgeraten wird auch davon, fertigen Tee über den Tag hinaus stehen zu lassen. Empfohlen wird der Gebrauch von möglichst nur einer Arzneipflanze. Komplizierte Rezeptvorschriften täuschen nach Ansicht von Dr. Weiss meist nur besonderes Wissen vor, womit freilich nicht gesagt ist, daß in manchen Fällen ausgesuchte Kombinationen von Heilpflanzen nicht auch ihre therapeutische Berechtigung haben.

Wer und was steckt dahinter?

Die alten Ägypter müssen wieder einmal herhalten, wenn es um die historische Spurensicherung der Pflanzenheilkunde geht. Ägyptische Tempel waren einst die »Heilpflanzen-Fabriken«, in denen von Priestern viele der auch heute noch bekannten Heilpflanzen unter Absingen von Liedern und Rezitieren heiliger Sprüche zu Medikamenten verarbeitet wurden. Rund 900 solcher Rezepte meist pflanzlicher Heilmittel sind allein durch den berühmten Papyrus Ebers bekannt.

Die Pflanze mit ihren vielseitigen Wirksubstanzen blieb über Jahrtausende praktisch das wichtigste Medikament ärztlicher Heilkunst, von den begrenzten Möglichkeiten chirurgischer Tätigkeit einmal abgesehen. Kein Wunder also, daß der Erfahrungsschatz auf dem Gebiet der Heilpflanzen in allen Kulturkreisen sehr umfangreich ist. Eine erste geschlossene pflanzenheilkundliche Sammlung ist von dem Athener Arzt Diokles von Karystos überliefert, der um 350 vor Christus gelebt hat. Die Phytotherapeuten bezeichnen ihn gleichsam als ihren Ahnherrn. Unvermeidlich auch die Zitierung des berühmten Mediziners Galen (131 bis 200 nach Christus), Leibarzt des römischen Kaisers Marc Aurel. Von den 300 medizinischen Werken dieses genialen Arztes befassen sich ungefähr 20 Bände mit Angaben über Zubereitung von Tinkturen und Extrakten, von Balsamen und Salben aus Heilpflanzen. Die Galenische Pharmazie ist auch heute noch ein Begriff, unter dem die Zubereitung einfacher Heilmittel aus Pflanzen verstanden wird.

Die Phytotherapeuten zitieren gern noch zwei weitere Persönlichkeiten, die auf dem Gebiet der Pflanzenheilkunde ein bedeutendes Wissen gesammelt und überliefert haben. Einmal die Äbtissin Hildegard von Bingen, die 1098 geboren wurde und immerhin 81 Jahre alt geworden ist. Sie hat zwei bedeutende medizinische Werke geschrieben mit modern anmutenden, detaillierten Vorschriften über die Anwendung von Heilpflanzen. Berühmt waren ohnehin die Kräutergärten der Klöster, die gleichsam Vorläufer der Apotheken gewesen sind. Und die Kräuterbücher des Mittelalters mit ihren naturgetreuen Abbildungen der Heilpflanzen überliefern das umfangreiche Wissen dieser Epochen.

Dieses umfangreiche Wissen hatte auch der große Arzt des Mittelalters Paracelsus (1493 – 1541), von ihm stammt der Satz:

»Alle Wiesen, alle Wälder sind Apotheken.« Hinzuzufügen wäre, daß man seine Apotheke eben kennen muß. Diese Kenntnis aber ist im Laufe des vergangenen Jahrhunderts zu einem großen Teil unter dem Einfluß der Chemie verlorengegangen. In den Labors versuchte man die Natur nachzuahmen und entwickelte chemische Substanzen, mit denen man glaubte, Krankheiten gezielter behandeln zu können. Das Kräuterweiblein wurde zur belächelten Figur, und über den Kräuterdoktor rümpfte man die Nase.
Hohes Ansehen dagegen genießt die Phytotherapie in der Sowjetunion, in der eigene Institute auf dem Gebiet der Forschung und Lehre tätig sind, ebenso in Rumänien und Bulgarien. Auch in Frankreich gilt die Phytotherapie als ein weithin geachteter Bestandteil der Medizin.

Wie erklären sie es?

Phytotherapie wissenschaftlich objektivierbar zu machen bedeutet:

- die Wirkstoffe der Heilpflanzen einzeln zu isolieren,
- die Wirkstoffe der Heilpflanzen in ihrer Struktur zu analysieren und synthetisch darzustellen,
- den Gesamtkomplex der Heilpflanze als ganzes Naturprodukt, also in seiner Gesamteffektivität wissenschaftlich und durch kritische praktische Erfahrung zu prüfen.

Der Wirkungsnachweis pflanzlicher Heilmittel ist in einigen Fällen sehr leicht zu erbringen. Beispielsweise bei den herzwirksamen Stoffen der Digitalis. Der Herzpatient, der diese Mittel erhält, ist sich vielleicht gar nicht bewußt, daß er die Erhaltung seines Lebens dem wildwachsenden Fingerhut verdankt, einer Giftpflanze! Viele Heilpflanzen sind giftig. Denken Sie beispielsweise an die Tollkirsche! Daraus werden die Belladonna-Präparate gewonnen, die bei Magenkrämpfen lindernd wirken. In der Augenheilkunde findet man die Wirkstoffe der Tollkirsche in der daraus isolierten Reinsubstanz als Atropin wieder. Auch das Maiglöckchen, dessen zarte Blütenglokken uns im Frühjahr erfreuen, gehört zu den Heil- und Giftpflanzen; begrenzt hat die Pflanze in der Herztherapie ihren Platz.
In Heilpflanzen sieht man auch heute noch immer etwas Geheimnisvolles und Wunderbares; im Grunde aber sind auch sie nichts anderes als ein chemischer Großbetrieb, mit all jenen Wirkstoffen und Substanzen, die in der Chemie selbst eine wichtige Rolle spielen: Alkaloide, Glykoside, Saponine, ätherische Öle, Bitterstoffe, Gerbstoffe, organische Säuren, Zuckerkomponenten, Pflanzenfette und Vitamine.
Parallel zur Entwicklung chemischer Substanzen hat man anfangs auch versucht, die Einzelwirkstoffe der Heilpflanze zu isolieren, wie beispielsweise das Morphin aus dem Opium. Überraschenderweise hat man bei vielen Heilpflanzen feststellen müssen, daß nicht ein Wirkstoff allein den Heilprozeß beeinflußt, sondern die Summe aller in der Pflanze enthaltenen

Substanzen, wobei auch die sogenannten Ballaststoffe offensichtlich eine entscheidende Rolle spielen; und man erkannte, daß in der bestimmten »naturgegebenen« Kombination das Geheimnis der heilkräftigen Wirkung liegt. Diese Kenntnis beruht auf Beobachtungen und Erfahrungen in der ärztlichen Praxis, der sogenannten Empirie; weit schwieriger jedoch ist der wissenschaftlich objektivierbare Nachweis im Laboratorium und im Tierversuch.

Bei Heilpflanzen, so sagen die Vertreter der Phytotherapie, lassen sich die experimentellen und klinischen Untersuchungen nicht immer in der Weise durchführen wie bei chemisch-synthetischen Substanzen. Die bisherigen Testmodelle seien zu grob. Der Erfolg einer Therapie hänge beispielsweise auch von Phänomenen ab wie: Persönlichkeitsstruktur, psychische Stimmungslage oder auch milieubedingte Umstände (Beruf oder Familie); das könne, wie der Mannheimer Professor Hans Haas betonte, die Wirkung einer Arznei wandeln und entscheidend verändern. Darum, so sagen die Phytotherapeuten, müßten neue, wahrscheinlich ganz andere Untersuchungsmethoden entwickelt und auf das Lebendige zugeschnitten werden und nicht auf die tote Substanz, wie bei chemischen Mitteln.

Auf die Fragwürdigkeit des Aussagewertes von Tierversuchen wurde in diesem Zusammenhang unlängst erst von Prof. Dr. Feodor Lynen, dem Direktor des Max-Planck-Instituts für Bio-Chemie in Martinsried bei München, hingewiesen. Danach hätten sich viele heute als sicher erkannte Arzneimittel nachträglich im Tierversuch als mißbildungsfördernd erwiesen, obwohl die jahrelange Praxis ergeben hat, daß diese Medikamente beim Menschen nicht die gleichen Folgen haben. Andererseits wird der Tierversuch, sobald er positive Ergebnisse zeigt, durchaus als beweiskräftig angesehen, was ebenfalls nur begrenzt zutrifft.

Die Phytotherapeuten sehen denn auch große Schwierigkeiten, wenn das neue Arzneimittelgesetz in seinem ursprünglichen Entwurf realisiert würde. Überspitzt formuliert müßten dann nämlich auch Kamille und Pfefferminztee aus der Apotheke verschwinden. Die Prüfung von rund 200 Heilpflanzen auf Wirksamkeit und Unschädlichkeit nach allen wissenschaftlichen Kriterien würde die finanzielle und arbeitsmäßige Kapazität der Institute ohnehin übersteigen. »Es sind nicht sehr viele Institute, die sich darauf spezialisiert haben«, erklärte Prof. Dr. H. Wagner, Direktor des Instituts für pharmazeutische Arzneimittellehre der Universität München, und fügte hinzu, »was wir tun können, das ist, im Laufe der Jahre die eine oder andere Droge hoffähig zu machen, neue Wirkprinzipien zu isolieren, und das können wir auch an einigen Beispielen beweisen«.

Prof. Wagner berichtet von Heilpflanzen, die schon aus dem Gedächtnis der Mediziner verschwunden waren oder denen nur suggestive Wirkung nachgesagt wurde. Auch Dr. Weiss beklagt, daß im Medizinstudium die Kenntnis der Pflanzen nicht mehr verlangt werde. Vielen Ärzten muß daher die pflanzliche Herkunft bestimmter Medikamente unbekannt bleiben, die

beispielsweise als Reinsubstanz aus der Pflanze gewonnen werden.
Die Mariendistel ist ein typisches Beispiel für die Wiederentdeckung einer Heilpflanze, die schon im Altertum als Leber-Gallen-Mittel Verwendung fand. Die Pharmakologen haben die Reinsubstanz isoliert, pharmakologisch und klinisch getestet, und heute ist die Mariendistel in Form eines Leber-Präparates auf dem Arzneimittelmarkt.
Es wird freilich nicht gelingen, für die Hunderttausende von Pflanzen, die in der Volksmedizin aller Länder Verwendung finden, den wissenschaftlichen Nachweis ihrer Wirksamkeit zu erbringen. Hier wird man sich weiterhin auf die Erfahrungen der Praktiker berufen müssen, wobei allerdings immer die Gefahr besteht, daß längst überholte und revidierte Kenntnisse weiterhin vermittelt werden.

Was sagt nun die Schulmedizin?

Prof. Dr. H. Wagner vom Institut für pharmazeutische Arzneimittellehre der Universität München erklärte: »Es ist natürlich so, daß man unter Phytotherapie im landläufigen Sinne immer etwas Falsches versteht. Sehen Sie, Phytotherapie ist praktisch alles, was mit pflanzlichen Stoffen gemacht wird. Der pflanzlichen Stoffe bedient sich ja nicht nur der Homöopath, sondern auch der Allopath. Der Begriff der Phytotherapie müßte zunächst einmal etwas klarer definiert werden.
Soweit Pflanzen und Drogen noch nicht chemisch erforscht sind, oder über ihre Wirkung noch nichts Exaktes bekannt ist, und diese dennoch in der Therapie angewandt werden: in diesem Falle könnte man von Außenseitern der Therapie sprechen.«

i Informationen für den Patienten

Die Heilpflanze wird im täglichen Hausgebrauch meist als Tee Verwendung finden. Dennoch sollte davor gewarnt werden, beispielsweise Kamillen- oder Pfefferminztee über einen längeren Zeitraum täglich zu trinken. Ganz abgesehen davon, welche Ursachen möglicherweise Ihre Magen- oder Gallenbeschwerden haben, vermindert ständiger Gebrauch die Wirksamkeit. Bei Teekuren sollten Sie also zunächst Ihren Arzt um Rat fragen. Daß unter Umständen eine Dauerbehandlung auch nicht ganz ungefährlich sein kann, ist bereits unter »Das interessiert am meisten« gesagt.
Der wissenschaftlichen Erforschung der Inhaltsstoffe und der Wirkungen der Arzneipflanzen widmet sich die »Gesellschaft für Arzneipflanzenforschung e. V.«, die auch eine wissenschaftliche Zeitschrift »Planta Medica« herausgibt (Hippokrates Verlag, Stuttgart). Sie hat einen hohen internationalen Ruf erlangt und veröffentlicht Arbeiten aus aller Welt, vielfach hochangesehener ausländischer Institute.
Viele Ärzte behandeln heute sehr oft mit Arzneipflanzen und pflanzlichen Präparaten von hoher Qualität, mehr noch in der Praxis als in der Klinik, denn hier braucht man vorzugsweise rasch und intensiv wirkende Mittel für akute und

schwere Krankheitszustände. Dagegen sind die einfachen Heilpflanzen sehr häufig das bevorzugte und besser geeignete Mittel für die vielen chronischen Krankheiten, und ebenso helfen sie gut bei einfacheren »banalen« akuten Krankheitszuständen wie etwa der Grippe. Eine Klinik, die sich bevorzugt der Phytotherapie widmet, ist das Krankenhaus für natürliche Heilweisen in München unter seinem Chefarzt Dr. W. Zimmermann. Auch in vielen Sanatorien wird der pflanzlichen Therapie große Beachtung geschenkt, denn dort werden ja auch vorzugsweise die mehr chronisch Kranken behandelt.

Eine schwierige Frage ist, welches Buch man den Laien empfehlen kann, die sich einige Kenntnisse von den Heilpflanzen und ihren Wirkungen und Anwendungen verschaffen wollen. Es gibt eine große Menge von »Kräuterbüchern«. Jedoch sind sie von sehr unterschiedlichem Wert. Viele schreiben nur mehr oder weniger voneinander ab und sind noch alten Vorstellungen verhaftet, die der neuen wissenschaftlichen Phytotherapie nicht mehr entsprechen. So beklagt Dr. R. F. Weiss, daß selbst in ganz neuen populären Heilpflanzenbüchern »von den Errungenschaften der wissenschaftlichen Pflanzenheilkunde wenig oder nichts zu spüren ist«, und das bringt die Behandlung mit Heilpflanzen immer wieder in Verruf.

Als gute Anleitung sei auf das Buch aus dem Kosmos Verlag »Welche Heilpflanze ist das?« und das Buch »Unsere Heilpflanzen« von Prof. Flück in Zürich (Ott Verlag, Thun) hingewiesen, die allen wissenschaftlichen Anforderungen entsprechen. Auch das Buch »Moderne Pflanzenheilkunde« von Dr. R. F. Weiss (4. Auflage 1973, Sanitas Verlag, Bad Wörishofen) ist allgemeinverständlich geschrieben und führt in die Kenntnis dessen ein, was an neuem und begründetem Wissen über die Heilpflanzen vorliegt.

Elektro-Neural-therapie

Der Kronzeuge

Während vieler Jahre litt ich an Kopfschmerzen, die oft über mehrere Tage und Nächte anhielten. Selbst hohe Dosen schmerzstillender Mittel hatten kaum Erfolg. Auch ärztlich verordnete und überwachte Dauerbehandlungen mit schmerzstillenden und koronarerweiternden Mitteln führten zu keiner anhaltenden Besserung. Klinische Untersuchungen endeten mit dem Ergebnis »ohne Befund«.
Schon die ersten dreißig elektro-neuraltherapeutischen Behandlungen brachten eine deutliche Besserung. Während und nach Abschluß der Therapie traten Kopfschmerzen nur noch selten auf. Es besserte sich auch mein Allgemeinzustand. Meine Schaffenskraft und das allgemeine Wohlbefinden erreichten einen hohen Grad, wie ich ihn in den Jahren zuvor selten erlebte. Zudem wurde ich ruhiger und seelisch ausgeglichener. Streßsituationen, denen ich beruflich fast ständig ausgesetzt bin, bewältige ich jetzt besser und mit weniger Anstrengung.
Die elektro-neuraltherapeutische Behandlung, verbunden mit Massagen, Trockengas-Bädern, Ohr-Akupunktur und der Verabreichung homöopathischer Spritzen, erbrachte einen durchschlagenden Heilerfolg, den ich nach Abschätzung aller Umstände mit etwa 90 Prozent beziffere. Und er wurde ohne die Medikation schmerzstillender Mittel erzielt. (Hans-Joachim T., Wehrheim)

Das muß man zuerst wissen

Wie fast jede medizinische Methode unterscheidet auch die Elektro-Neuralmedizin die Diagnostik und die Therapie. Der Trend zur Abkürzung prägte die Begriffe Elektro-Neuraldiagnostik (END) und Elektro-Neuraltherapie (ENTh). Die Befunde der Elektro-Neuraldiagnostik basieren auf elektrischen Messungen der Haut. Es handelt sich dabei um sogenannte kleinflächige Sonderstellen am menschlichen Körper, die bei allen Menschen in gleichbleibender Anordnung zu finden sind.

Diese Reaktionsstellen weisen einen anderen Meßwert aus als die der umgebenden Haut. Die Medizin kennt ganz bestimmte Nervenpunkte, die sogenannten Erbschen Nervenpunkte, und überraschenderweise stimmen viele der Reaktionsstellen in ihrer Lage mit diesen Nervenpunkten überein.

Auch mit den Akupunkturpunkten konnte eine Übereinstimmung beobachtet werden.

Die Elektro-Neuraltherapie hat bisher 214 Reaktionsstellen gemessen, die sich auf der Schädelhaut, Gesichtshaut, beiderseits der Wirbelsäule, am vorderen Halsgebiet und an den Extremitäten verteilen. Und diese Reaktionsstellen werden nun auf ihren elektrischen Wert hin gemessen, das heißt, auf Widerstand und Kapazität. Einen Beweis dafür, daß »an dieser Sache etwas dran sein muß«, sehen die Befürworter der Methode in der Tatsache, daß bei gesunden Erwachsenen und bei Kindern immer wieder ganz bestimmte Meßwerte gefunden werden. Für den Mediziner interessant: In den Widerständen liegen die Werte im Bereich von 30–50 kΩ (Kiloohm) und in den Kapazitäten mißt man Durchschnittswerte zwischen 800–1200 pF (Pikofarad). Der Laie mag sich damit begnügen, daß es sich um eine elektrische Meßeinheit handelt. Diese Werte nennen die Elektro-Neuraltherapeuten das elektrische biologische Gleichgewicht.

Wenn ein Patient von diesem Gleichgewicht abweicht, besteht nach Auffassung der Elektro-Neuraltherapeuten eine vegetative Störung. Das Therapieziel ist es dann, diese Abweichungen von Widerständen und Kapazitäten zu normalisieren.

Das interessiert am meisten

Millionen Menschen leiden unter einer Krankheit, die keine ist, zumindest läßt sie sich mit den Begriffen und Methoden der Schulmedizin schwer in den Griff bekommen: die vegetative Dystonie. Eine Diagnoseform mit vielen weiteren Varianten und Umschreibungen: »vegetative Dysregulation«, »neurovegetative Fehlsteuerung«, »vegetativ hormonelle Insuffizienz«. Wenn diese Patienten alle Stationen der Untersuchung und Behandlungsmethoden durchgemacht haben, dann ist gleichsam ihre letzte Hoffnung die Elektro-Neuraltherapie – so zumindest formulieren es die Elektro-Neuraltherapeuten. Sie weisen allerdings zugleich darauf hin, daß auch diese Methode kein Allheilmittel sei und daß es zur exakteren Fest-

stellung von Organschäden immer noch der bewährten Prüfungsmethoden der Klinik bedürfe.
Nach Darstellung der Elektro-Neuraltherapeuten gelingt es jedoch, Einblick in das vegetative Nervensystem zu erhalten, indem dieses Nervensystem elektrisch gemessen wird und daraus gewisse Rückschlüsse gezogen werden können. Es handelt sich dabei um eine sogenannte Vorfelddiagnostik, die durch ergänzende klinische Untersuchungen gestützt wird.
Erfolge werden neben den Dysregulationen des vegetativen Nervensystems vor allem bei Depressionen, psychischen Erkrankungen und Schlafstörungen beobachtet. Als Domäne der Elektro-Neuraltherapie werden Migräne und Kopfschmerzen genannt. Eine Linderung der Schmerzen wird erreicht bei Erkrankungen im Bereich der Wirbelsäule, bei schweren Arthrosen und bei Ischiasleiden.
Die Grenzen der Behandlungsmöglichkeit sehen die Elektro-Neuralmediziner bei allen Formen der Infektionskrankheiten, der Geisteskrankheiten, ferner bei Krebs, Tuberkulose und schweren Leberschäden.
Voraussetzung für den Erfolg der Neuraltherapie ist die »Fokalsanierung« (focus = Herd). Häufig finden sich Meßwerterhöhungen an Organen, die als Herde gelten können, z. B. an Mandeln, Zähnen oder der Gallenblase. In Zusammenarbeit mit dem Zahnarzt, dem Hals-Nasen-Ohren-Arzt, dem Urologen und dem Frauenarzt wird der Patient daher zunächst eingehend untersucht. Erst Testwerte des Elektro-Neuraltherapeuten aber können die Hinweise geben, die dem zuständigen Facharzt Diagnose und Behandlung erleichtern.
Als Therapieziel der Elektro-Neuralmedizin wird genannt: die Regulierung der Basisfunktionen. Dieses Ziel ist jedoch nur nach Entfernung von sogenannten Blockersystemen zu erreichen. Das sind mit anderen Worten die berüchtigten Krankheitsherde wie vereiterte Mandeln oder Zahnwurzeln.

Wer und was steckt dahinter?

Die chinesische Körper-Akupunktur war der Ausgangspunkt für die Überlegungen eines Arztes namens Dr. Richard Croon. Wie auch in der Akupunktur der Einstich an einer bestimmten Stelle Reaktionen an weit entfernten Körperteilen auslösen kann, so mußte es, nach Dr. Croon, auch möglich sein, gleiche Reaktionen durch elektrische Feinströme hervorzurufen. Denn er ging davon aus, daß es sich bei der Akupunktur um einen elektrischen Vorgang handeln müsse. Wie viele seiner Kollegen hat er in der Stille einer Landpraxis die physikalischen Grundlagen erarbeitet und mit Hilfe von Meßgeräten, die er selbst anfertigen ließ, die elektrischen Werte an den von ihm genannten Reaktionsstellen gemessen und objektiviert.
Dr. Croon, der ein sehr eigenwilliger Mann war, versuchte seine Methode als wissenschaftlich anerkannt durchzusetzen. Medizinische Überprüfungen im Auftrag der Bundesärztekammer führten jedoch zu dem Urteil: »Nicht wissen-

schaftlich anerkannt«. Die einzige Anerkennung erhielt Dr. Croon von den Physikern. Geräte und Methode wurden 1960 von Physikern im Max-Planck-Institut in Frankfurt/Main untersucht. Dr. Croon wurde damals von Prof. von Rajewski mitgeteilt, daß seine Messungen an der Haut und die Meßergebnisse physikalisch absolut korrekt seien. Die vorsichtigen Physiker zogen daraus allerdings für die Medizin keine weitere Konsequenz, zumindest nicht in schriftlicher Form. Für Dr. Croon war die private Meinung der Physiker wenig tröstlich: »Weshalb wollt ihr Mediziner denn immer wissen, warum ist dem so? Sagt doch endlich einmal, wie wir Physiker es tun: das ist halt so, und nehmt es hin.«

Wie erklären sie es?

Die Akupunktur kennt ähnliche Therapiemöglichkeiten wie die Elektro-Neuralmedizin – mit einem Unterschied, daß man die elektrischen Werte der einzelnen Akupunkturpunkte beziehungsweise Reaktionsstellen nicht mißt, ausgenommen in der Elektro-Akupunktur. Die Normwerte für die Reaktionsstellen in der Elektro-Neuralmedizin sind durch weit über 10000 Testungen ermittelt worden. Abweichungen von der Norm können sofort festgestellt werden, denn es wird immer nach einer bestimmten Reihenfolge untersucht.

Moderne Meßgeräte garantieren eine physikalisch exakte Durchführung der Messungen. Hierzu wird ein sehr schwacher Prüfstrom von 50 mikro-Ampere (50 Millionstel Ampere) angewandt. Damit der Prüfstrom selbst keine physikalisch nachweisbaren Veränderungen an der Haut hervorruft, wurde eine relativ hohe Frequenz gewählt.

Die Messung erfolgt mit Hilfe eines Testgriffels, der wie ein Kugelschreiber aussieht. Der Griffel wird auf den Punkt der bekannten Reaktionsstellen aufgesetzt, und ein angeschlossenes Gerät schreibt dann automatisch eine Kurve, die dem Arzt anzeigt, welche elektrischen Verhältnisse am Körper herrschen. Für den, der sich dafür interessiert, noch der Hinweis: es wird gemessen zwischen einer kleinflächigen aktiven Elektrode und einer inaktiven großflächigen Elektrode.

Der Untersuchungstest dauert ungefähr fünfzehn bis zwanzig Minuten. Im Gegensatz zur Elektro-Akupunktur, von der ihre Vertreter sagen, daß zum Teil sogar eine detaillierte Diagnose möglich sei, betonen die Elektro-Neuraltherapeuten, daß die elektrischen Messungen keine klassische klinische Diagnose erlauben. Jede Abweichung von der elektrischen Norm wird jedoch als ein Anhaltspunkt für eine Störung im Organismus angesehen.

Wenn jedoch die Diagnose mit den klassischen Mitteln der Untersuchung gesichert ist, glaubt die Elektro-Neuraltherapie an eine erfolgreiche Beeinflussung des Krankheitsgeschehens. Analog zu den Akupunkturpunkten der Elektro-Akupunktur werden die Reaktionsstellen durch Feinströme von zwei bis vier Milliampere behandelt. Falls der Punkt nicht genau getroffen wird, zeigt das Gerät auch keinen Meßwert an. Damit ist nach Meinung der Elektro-Neuraltherapeuten auch gesichert, daß die Gefahr einer ungezielten Behandlung ausgeschlossen wird. Gelingt es, alle Meßwerte zu normalisieren, befindet sich nach der Lehre der Elektro-Neuraltherapeuten der Körper im elektrischen Gleichgewicht.

Was sagt nun die Schulmedizin?

Leider gar nichts! Der wissenschaftliche Beirat der Bundesärztekammer konnte auf zweimalige Anfrage keinen Mediziner an einer Hochschule oder Klinik nennen, der sich mit der Elektro-Neuraltherapie wissenschaftlich auseinandergesetzt hätte.

i Informationen für den Patienten

Die Elektro-Neuraltherapie nach Croon wird in der Bundesrepublik Deutschland von ungefähr zehn Ärzten praktiziert. Im allgemeinen werden schon nach zehn Behandlungen Erfolge registriert. Danach werden neue Testuntersuchungen durchgeführt. Spricht der Patient auf die Elektro-Neuraltherapie an, werden zehn weitere Behandlungen angesetzt. Der Patient verspürt den Strom kaum; mitunter wird ein leichtes Kribbelgefühl empfunden. Wenn das elektrische Gleichgewicht erreicht ist, können nach den Theorien der Elektro-Neuralmediziner die Eigenheilungsvorgänge des Körpers frei werden, die vorher blockiert waren. Der volle Erfolg wird daher erst meistens nach ungefähr sechs Wochen erwartet. Die Untersuchungen werden an der trockenen Haut vorgenommen, im Hochsommer werden die Patienten zunächst in einen kühlen Raum gesetzt. Weitere Auskünfte erteilt die Deutsche Gesellschaft für Elektroneuraldiagnostik und Therapie, Homberg/Oberhessen.

Elektro-Akupunktur

Der Kronzeuge

Da der Patient nicht genannt werden will, werde ich als sein Arzt kurz seine Krankengeschichte berichten. Er war 27 Jahre alt, als er wegen psychophysischen Erschöpfungszuständen mit vegetativ-nervösen Störungen zu mir kam.
Vor seiner Erkrankung war er Leistungssportler, immer gesund gewesen. Nach einer akuten Grippe traten Erschöpfungszustände auf, verbunden mit starken Schweißausbrüchen, Ohnmachten, Konzentrationsschwäche, Leistungsabfall, Gleichgewichtsstörungen und großer Schlafneigung. Eine stationäre klinische Untersuchung erbrachte keine diagnostische Klärung dieser Beschwerden.
Eine namhafte deutsche Klinik konnte bei einer Durchuntersuchung keine krankhaften Befunde erheben. Bei einer neurologischen Fachuntersuchung wurde dem Patienten gesagt, er möge sich zusammennehmen, denn es sei kein organischer Befund zu erheben.
Der Elektro-Akupunktur-Test ergab eine durchgemachte Meningo-Encephalitis, also eine Entzündung des Gehirns, und Leucoencephalitis bei chronischer Entzündung der Nasennebenhöhlen und des lymphatischen Rachenringes. Die Encephalitis hatten Grippe- und Herpesviren ausgelöst.
Es wurde eine Injektionsbehandlung mit Nosoden (siehe Seite 111) verordnet. Ungefähr sechs Wochen später war der Patient wieder voll leistungsfähig.
(Dr. med. N., Frankfurt/M.)

Das muß man zuerst wissen

Wenn man das Wort zum erstenmal hört – Elektro-Akupunktur –, dann zuckt man unwillkürlich etwas zusammen und denkt vielleicht an Elektroschock. Nun, mit diesem Strom würde man nicht einmal eine Fliege umbringen können. Der Patient merkt ihn gar nicht; nur ein Zeigerausschlag registriert die Tatsache, daß überhaupt etwas geschieht, daß noch irgendeine verborgene Aktivität meßbar geworden ist.

Was ist Elektro-Akupunktur? Wieder muß man die Chinesen zitieren, denn das Prinzip dieser bis jetzt noch ungewöhnlichen Methode beruht auf den Theorien der klassischen chinesischen Akupunktur, so wie sie im Kapitel »Akupunktur« dargestellt worden sind. Gesundheit ist danach schlicht der energetische Gleichgewichtszustand zwischen den beiden Antagonisten Yin und Yang. Das Einstechen der Akupunkturnadeln führt Energie zu oder leitet sie ab. Der Akupunkteur verwendet dazu entweder Gold- oder Silbernadeln. Das sind, in wenigen Sätzen noch einmal zusammengefaßt, die Vorstellungen der Akupunktur über Gesundheit und Therapie.

Ausgehend von diesen Vorstellungen entwickelten ein unbekannter deutscher Arzt und ein Diplom-Ingenieur gleichsam ein modernes Akupunkturverfahren, verwandelten Mystik in Meßtechnik. Statt 4000 Jahre alter Nadeltechnik konstruierten Mediziner und Ingenieur moderne technische Apparaturen, aus deren Meßwerten – nach ihren Angaben – eine exakte Diagnose und eine ebenso sichere Therapie möglich ist. Nicht viel größer als ein Kugelschreiber ist der Meßgriffel, mit dessen Hilfe die Akupunkturpunkte durch Druck auf der Haut geortet werden können. Über diese Akupunkturpunkte kann aber auch mit Hilfe niederfrequenter Stromimpulse Energie zugeführt oder abgeleitet werden. Technik ersetzt die Gold- oder Silbernadeln.

Das ist in kurzen Worten das Prinzip der Elektro-Akupunktur: Keine Nadeln mehr, Diagnoseforschung und Therapie über ein modernes technisches Gerät. Ausgangspunkt aber sind die Akupunkturpunkte und die Theorien der chinesischen Akupunktur.

Das interessiert am meisten

Wenn man das so liest, könnte man fast glauben, das medizinische Ei des Kolumbus ist entdeckt worden. Denn jede Schädigung der Leber, der Galle oder des Herzens, um nur ein paar Beispiele zu nennen, ja sogar geschädigte Teilgebiete können nach Darstellung der Ärzte, die dieses Verfahren praktizieren, mit dieser Methode diagnostiziert werden, schneller und frühzeitiger, als Labor- oder Röntgenuntersuchungen den Schaden überhaupt nachweisen können. Es wäre die ideale Vorsorgeuntersuchung.

Der Diagnose sind mithin keine Grenzen gesetzt. Das Verfahren ist denkbar einfach:

Sie setzen sich auf einen Stuhl, keine Angst, es ist kein elektrischer Stuhl, sondern ein ganz normaler Stuhl ohne Tricks und doppelten Boden. Neben Ihnen steht eines jener medizinischen Geräte, die für den Laien alle gleich aussehen, ein Apparat mit vielerlei Knöpfen und Tasten, mit einer Skala von null bis hundert. Der Ausschlag des Zeigers wird die verborgenen Schwächen Ihres Organismus verraten.

Der Arzt wird zunächst Ihre Hand nehmen; in der anderen Hand halten Sie einen Messingstab – die negative Elektrode –, in der eigenen Hand hält er den Meßgriffel – die positive Elektrode –, der an das Gerät angeschlossen ist und die gefundenen Werte auf die Skala überträgt. Der Arzt tastet nun mit der stumpfen Spitze des Meßgriffels nach bestimmten Regeln die Akupunkturpunkte ab, unter anderem im Bereich der Finger und der Hand. Das tut nicht weh; es ist nur manchmal unangenehm, wenn der Druck am Finger rund um den Nagel ausgeübt wird. Sie können dabei selbst beobachten, wie weit der Zeiger ausschlägt – oder auch nicht ausschlägt. Der Arzt wird Ihnen dann vielleicht sagen, daß die Mitralklappe nicht ganz in Ordnung ist, der Herzmuskel geschädigt, die Prostata Schwierigkeiten macht und Sie irgend etwas an der Lunge gehabt haben müssen. Natürlich sind Sie verblüfft. Woher weiß er das? Denn weder der Arzt noch seine Sprechstundenhilfe haben Sie vorher nach irgendwelchen Krankheiten gefragt. Unbeeinflußt sucht er die schwachen Punkte; dann erst beginnt eine gezielte Befragung, um den Befund zu erhärten und mögliche Ursachen wie Kinderkrankheiten, familiäre Belastungen etc. zu klären.

Innerhalb einer Viertelstunde weiß der Arzt also mehr über Ihren Gesundheitszustand als der Chefarzt einer Klinik innerhalb einer Woche. Diesen Eindruck gewinnt man zumindest nach der Konsultation eines Arztes, der die Elektro-Akupunktur praktiziert.

Auf dem gleichen Weg, nämlich Gerät – Meßgriffel – Körper, strebt der Arzt für Elektro-Akupunktur auch den Heilprozeß an, indem er nach den Vorstellungen der chinesischen Akupunktur das energetische Gleichgewicht wieder in Ordnung bringt, also Energie zuführt oder ableitet. Wieder senkt sich der Meßgriffel auf die Akupunkturpunkte Ihres Körpers, diesmal vielleicht auf Akupunkturpunkte an den Füßen. Natürlich wird diese Methode nicht Ihre geschädigte Herzklappe reparieren können und auch nicht den Krebstumor zu heilen vermögen. Chronische Prozesse mit nicht mehr umzuwandelnden Degenerationserscheinungen, beispielsweise eine Leberzirrhose oder chronisches Gelenkrheuma, werden auch durch Elektro-Akupunktur nicht mehr geheilt.

Warum, so fragt man sich natürlich, steht ein solcher Apparat nicht in jeder Klinik, warum nicht in jeder ärztlichen Praxis? Nun, dafür gibt es viele Gründe. Zunächst ist jeder Arzt berechtigterweise mißtrauisch gegenüber Methoden, von denen er noch nie etwas gehört hat und die nicht mit dem Wissen in Einklang zu bringen sind, das er während des Studiums im Hörsaal und am Krankenbett gelernt hat; schließlich ist die Methode erst gute zwanzig Jahre alt. Ferner bedarf es einer gründlichen Schulung und vor allem Kenntnis der

Akupunkturpunkte, um diese Methode zu beherrschen. Die Zahl der Ärzte in der Bundesrepublik Deutschland, die der Internationalen Gesellschaft für Elektroakupunktur nach Voll e. V. angehören – 600 Mitglieder –, ist noch nicht so groß, daß in jeder Stadt bereits ein Mediziner diese Methode praktizieren könnte. Die Ärzte, die nach diesen Methoden arbeiten, haben Wartezeiten von vier bis sechs Monaten, und so lange können viele Patienten mit akuten Beschwerden nicht warten. Da die Elektro-Akupunktur die Idee eines Einzelgängers gewesen ist, bedurfte es ohnehin eines längeren Zeitraums, um sie bekanntzumachen. Viele Ärzte aber bezweifeln einfach, daß »da was dran ist«.

Wer und was steckt dahinter?

Nun, um einen Werbeslogan aufzuwärmen: dahinter steckt ein kluger Kopf, einer jener zähen Tüftler und Denker, von denen man sagt, daß sie im Schwabenland in so reichem Maß zu Hause sind. Nur im Fall des Dr. med. Reinhold Voll stimmt der Vergleich nicht ganz. Er ist Berliner, seit 1943 aber praktischer Arzt in einer kleinen Stadt bei Stuttgart. Und vielleicht liegt es am Klima oder an der Umwelt, daß aus dem Kassenarzt Dr. Voll der Entdekker und Forscher einer neuen diagnostischen und therapeutischen Methode wurde.

Der Hang zur Technik steckte schon in dem Schüler Voll, der in den Jahren 1925/26 Radioapparate zusammenbastelte. Zuerst studierte Dr. Voll Architektur an der TH in Stuttgart, arbeitete ein Jahr in einem Architektenbüro, ehe er den Zirkel mit dem Äskulapstab vertauschte. Anfang der fünfziger Jahre begann Dr. Voll sich für die Akupunktur zu interessieren. Ein befreundeter Ingenieur, Dr. Werner, der ein Gerät für die Ortung von Akupunkturpunkten konstruieren sollte, bat Dr. Voll um Unterstützung.

Bei dieser Gelegenheit machte Dr. Voll den Vorschlag, nicht nur einen Apparat zum genauen Auffinden des Punktes zu schaffen, sondern gleichzeitig den Punkt zu messen. Um aber den Punkt nun im Sinne der Gold- und Silbernadelwirkung zu therapieren, hatte er vorgeschlagen, durch niederfrequente Stromimpulse in der Größenordnung von 1–10 Hertz eine Therapie durchzuführen, wobei die unterschiedliche Wirkung von Gold und Silber durch gleichgerichtete oder wechselgerichtete Stromimpulse nachgeahmt werden sollte. Außerdem sollte sich nach jedem Stromstoß sofort der neue Meßwert am Akupunkturpunkt einstellen, damit man nicht über- oder unterdosieren kann.

Vielen hat man schon die baldige Verleihung des Nobelpreises prophezeit; Unbekannten, von denen in der Öffentlichkeit nie ein Mensch gesprochen hat, ist er verliehen worden – diese Tatsache rechtfertigt vielleicht das Zitat eines Arztes in der Zeitschrift »Physikalische Medizin und Rehabilitation«; da heißt es: »Diese Leistung lasse ahnen, daß hier etwas im Entstehen sei, was eines Tages einmal der Anerkennung durch den Nobelpreis würdig werden könnte.«

Wie erklären sie es?

Ausgangsbasis der Elektro-Akupunktur ist die Kenntnis der chinesischen Akupunktur, das Wissen um die Vorstellungen über das energetische Gleichgewicht, das über die Akupunkturpunkte beeinflußbar ist.
Am Boltzmann-Institut in Wien – vergleichbar den Max-Planck-Instituten in der Bundesrepublik – hat man durch Messungen nachgewiesen, daß jedes Organ Energie produziert. Nach den Vorstellungen der Akupunktur wird diese Energie über die sogenannten Meridiane (siehe Seite 29ff.) weitergeleitet.
Nachweisbar wiederum ist, daß an den Akupunkturpunkten ein von der umgebenden Haut unterschiedliches energetisches Potential meßbar ist. Akupunkturpunkte sind sozusagen die Antennentürme der Organe, des Organismus schlechthin, nur mit dem Unterschied, daß man nach den Lehren der Elektro-Akupunktur an den Akupunkturpunkten sowohl auf Sendung als auch auf Empfang gehen, also messen und beeinflussen kann.
Dr. Voll entwickelte nun in Zusammenarbeit mit seinem Mitarbeiter Dr. Werner ein Gleichstrom-Meßverfahren, mit dessen Hilfe die unterschiedlichen Widerstände und Schwankungen am Akupunkturpunkt und an dem damit verbundenen Organbezirk oder Gewebesystem gemessen werden können. Diese feinsten energetischen Regungen am Akupunkturpunkt lassen sich sogar noch nach Stärke und Schnelligkeit des Zeigerausschlages am Gerät differenzieren.

Dr. Voll hat 366 Meßpunkte ausgewertet, differenziert und katalogisiert. Er sagt selbst, daß er 80 neue Akupunkturpunkte bei diesen Forschungsarbeiten gefunden habe.
Den wesentlichen Fortschritt gegenüber der klassischen Akupunktur sieht Dr. Voll darin, daß für jedes große Organ mehrere Meßpunkte für Teilabschnitte gefunden wurden. Mit zehn Meßpunkten für das Herz kann Dr. Voll also bereits diagnostizieren, ob diese oder jene Herzklappe nicht mehr richtig arbeitet oder der Herzmuskel geschädigt ist. Für den Magen gibt es nach Dr. Voll zehn Meßpunkte.
Aufgrund der Meßwerte macht Dr. Voll auch präzise Aussagen, ob es sich um eine Entzündung oder Überreizung beziehungsweise eine Degenerationserscheinung handelt.
Ganz am Anfang der Untersuchung wird der Arzt zunächst einmal prüfen, ob der Patient ein Energiedefizit hat. Bei Föhn beispielsweise ist ein solcher Energiemangel beobachtet worden.
Die Werte liest der Arzt von einem Röhrenohmmeter ab. Die Meßwerte hat Dr. Voll in jahrelanger Forschung ermittelt: Danach liegt der ideale Normwert – von einer Ausnahme abgesehen – bei 50; Reizwerte zeigt der Bereich zwischen 50 und 80 an; wenn der Zeiger über 80 ausschlägt, verrät dieser Ausschlag dem Arzt, daß in dem gemessenen Bereich des Organismus eine Entzündung vorliegt; zwischen 90 und 100 muß der Fall bereits als alarmierend angesehen werden, denn dann ist das ganze Organ entzündet. Werte unter 50 werden als degenerative

Geschehen gedeutet, das kann mitunter auch die Diagnose Krebs einschließen.
Die Leistung eines Organs wird schließlich auch noch durch den Umfang des Zeigerabfalls bewertet. So verrät schneller Zeigerabfall mit mehr als zehn Teilstrichen beispielsweise eine erhebliche Leistungsschwäche des Organs, eine Insuffizienz. Die Diagnose Herz-Insuffizienz ist ja vielen Patienten bekannt. Aber nicht genug damit, kennt der Arzt für Elektro-Akupunktur noch weitere Kriterien, aus denen er seine Schlüsse zieht: Schnellt der Zeiger rasch in die Höhe, so schließt er daraus auf eine massive chemische Giftablagerung im Körper; kriecht der Zeiger nur müde in die Höhe, ist das ein deutlicher Hinweis für eine Organerschöpfung.
Diese Untersuchungsmethode hat unter anderem auch ihren Wert in der Zahnheilkunde und bei der Herdsanierung, wenn die üblichen Diagnoseverfahren wie Röntgenaufnahmen ohne Befund blieben. Interessant ist in diesem Zusammenhang der Bericht des Hamburger Zahnarztes Dr. Joachim Thomsen (Zahnärztliche Mitteilungen 6/1974), wonach in Zähnen, die in der üblichen Vitalitätsprüfung als durchaus gesund und vital beurteilt wurden, mit Hilfe des Stromreiztestes eine Abweichung vom energetischen Normalzustand ermittelt wurde. Nach Extraktion wurden in diesen Zähnen bis zu sieben verschiedene Bakterienarten gefunden, das heißt, die »gesunden« Zähne waren krank, sie waren den Organismus schädigende Bakterienherde.
Das also sind, wenn man an die Perspektiven einer künftigen Vorsorge-Medizin denkt, die fast phantastisch zu nennenden Untersuchungsmethoden der Elektro-Akupunktur nach Voll.
In logischer Konsequenz der These vom energetischen Gleichgewicht im Organismus schließt sich daran die Therapie. Wenn nämlich irgendwo Energie sich staut oder fehlt, muß es danach auch Möglichkeiten geben, diesen »Dampf abzulassen« oder Energie zuzuführen. Das erreicht der Arzt mit einem in den Diagnose-Apparat integrierten Therapiegerät, das mit verschiedenen Arten von niederfrequenten Stromimpulsen arbeitet.
Durch Zuführung von Energie, einem therapeutischen Stromstoß, kann danach analog der Goldnadel in der Akupunktur das energetische Gleichgewicht, sprich Gesundheit, wiederhergestellt werden. Natürlich muß man sich das nicht so vorstellen wie ein Brausebad, einmal geduscht und schon sauber; der Krankheitsprozeß hat seine Zeit gebraucht, also benötigt auch die Wiederherstellung der Gesundheit ihre Zeit, das heißt, es ist nicht mit einer Behandlung getan. Auch überschüssige Energie im Organismus wird auf dem gleichen Wege nur in umgekehrter Richtung in die Stromquelle abgeleitet. Dr. Voll vergleicht das mit einem komplizierten Röhrensystem, dem Wasser entnommen wird, dann senkt sich der Wasserspiegel.
Ausgehend von den chinesischen Akupunkturvorstellungen über die Wechselbeziehungen zwischen Leben und Energien entwickelte Dr. Voll eine noch kühnere These, die verständlicherweise

vom Standpunkt des Schulmediziners nur auf Ablehnung stoßen konnte.
Die Kettenreaktion dieser Gedankengänge war folgende: Wenn Leben Energie ist, ist auch jeder chemische Prozeß – wie er ja im Organismus zu jeder Sekunde abläuft – eine Energie-Entladung, also muß auch jede chemische Lösung über ein Energie-Potential verfügen, woraus zu folgern wäre, daß jede chemische Lösung auch eine energetische Ausstrahlung hat; Energie also, die sich für die Therapie nutzbringend einsetzen ließe. Man machte dann eine ganz merkwürdige Beobachtung: das Blut eines Patienten wird in zwei Blutsenkungsröhrchen gebracht; bis dahin sind alle Voraussetzungen die gleichen; dann aber wird das eine Glasröhrchen mit einer chemischen Lösung umgeben. Ein Kontakt dieser Lösung mit dem Blut ist ausgeschlossen, dennoch ergeben sich bei diesem Röhrchen andere Werte. Daraus schlossen Dr. Voll und seine Mitarbeiter, daß also auch durch das Glas einer Ampulle energetische Ausstrahlungen möglich sind. Darauf basieren ein weiterer Test und eine neue Therapie – der Medikamententest und die Nosodentherapie.
Um zunächst den letzten Begriff zu klären: Nosoden sind sterilisierte Krankheitsstoffe in homöopathischer Dosierung. Der Arzt versucht damit, die Abwehrstoffe des Organismus gleichsam zu aktivieren – ähnlich den Impfverfahren. Die Entgiftung des Körpers wird also mit den eigenen Körperkräften herbeigeführt. Voraussetzung allerdings ist, daß der Arzt weiß, welche Mittel, beziehungsweise Nosoden, gezielt einzusetzen sind, denn die »schlafende Abwehrtruppe« des Körpers reagiert noch keineswegs auf jede »hergelaufene« Nosode. Und hier setzt die Medikamenten-Testung ein, die mit dem gleichen Gerät erfolgen kann, das in der Elektro-Akupunktur zur Anwendung gelangt.
Das Phänomen ist so phantastisch, daß es mit der Schilderung eines Arztes belegt werden soll: Dr. med. Horst Leonhardt, Salzburg, in der Arbeit »Akupunktur und Elektroakupunktur nach Voll« (Medizinisch Literarische Verlagsgesellschaft mbH, Uelzen). ». . . so bietet die Elektroakupunktur auch die Möglichkeit der genauen Austestung der wirksamen Agenzien an. Ja mehr noch, auch die notwendige Dosis der nunmehr zu verabfolgenden Mittel kann mit Hilfe der Elektroakupunktur genau festgestellt werden. Ein Zeigerausschlag des Ohmmeters bei einem durch irgendwelche krankheitsbedingten oder auch medikamentösen Abbaustoffe belasteten Organ geht sofort wieder in Normalstellung zurück, wenn eine entsprechend dosierte Lösung des belastenden Stoffes, in einer Ampulle abgefüllt, dem Patienten in die Hand gegeben oder in den Stromkreis mittels einer Medikamentenwabe gebracht wird.« Der Arzt weiß damit also, welches Mittel in Stärke und Menge gezielt anzuwenden ist.
Daß der Erfolg der Medikamenten-Testung mit einer klinischen Untersuchungsmethode beweisbar ist, konnte der Landarzt Dr. Morell durch die sofortige Besserung der Blutsenkungswerte nach richtiger Testung der Medikamente durch die Elektro-Akupunktur feststellen. Bei

dieser Gelegenheit machte er auch den Versuch, gefüllte Blutsenkungsröhrchen mit einem zweiten größeren Röhrchen zu umgeben und in dieses zweite Röhrchen eine Arzneimittellösung hineinzutun. Dabei konnte er feststellen, daß durch die Arzneimittellösung, die für den Patienten nicht paßte, eine Verschlechterung der Blutsenkung auftrat. Damit war eine Einwirkung des Medikamentes durch das Glas auf das Blut bewiesen. Soweit ein Bericht von Dr. Voll.

Elektro-Akupunkturärzte weisen noch darauf hin, daß mit ihren Methoden alle Formen und Arten von Medikamenten auf ihre Wirksamkeit in bezug auf den Organismus getestet werden können. Viele Probleme der Medizin wären damit gelöst, kein Experimentieren mehr mit Medikamenten, keine umständlichen Labor- und Röntgenuntersuchungen, sondern frühzeitiges Erkennen verborgener Krankheiten.

Da diese Erkenntnisse nicht von irgendwelchen Laien kommen, sondern von Medizinern, liegt die Frage nahe:

Was sagt nun die Schulmedizin?

Die Bundesärztekammer konnte auf zweimalige Anfrage keinen Mediziner an einer Hochschule oder Klinik nennen, der sich mit der Elektro-Akupunktur auseinandergesetzt hat.

Prof. Dr. Willi Schulte von der Abteilung für zahnärztliche Chirurgie und Parodontologie an der Universität Tübingen hat sich mit der Methode befaßt. Seine Ansicht beruht auf »persönlichen Erfahrungen als Patient (ich habe mich mit diesen Methoden untersuchen und behandeln lassen) und auf wissenschaftlichen Untersuchungen«.

»Es steht für mich außer Zweifel«, so kommentiert Prof. Schulte, »daß mit diesen Methoden diagnostische und therapeutische Erfolge erzielt werden können, die zum Beispiel bei bestimmten Schmerzzuständen – ich kann nur für mein Fachgebiet sprechen – mit anderen Methoden nicht erreichbar sind. Es handelt sich dabei nach meinen bisherigen Beobachtungen um besonders schwierige Ausnahmefälle, bei denen psychosomatische Faktoren eine Rolle spielen.

Ich halte demzufolge suggestive Effekte nicht für ausgeschlossen. Ich meine aber, daß dies nicht bedeutsam ist, wenn durch sie den betroffenen Patienten geholfen werden kann, sofern ihnen durch Versäumnisse kein Schaden zugefügt wird.

Ich habe Fälle erlebt, in denen auf meinem Fachgebiet mit den Methoden der klinischen und röntgenologischen Untersuchung keine krankhaften Prozesse nachgewiesen werden konnten, bei denen jedoch nach operativer Revision mit nachfolgender feingeweblicher Untersuchung die vorher gestellte »Elektro-Akupunktur-Diagnose« bestätigt wurde.

Eigene Bemühungen um eine wissenschaftlich-experimentelle Aufklärung der Zusammenhänge blieben bisher erfolglos. Dies besagt aber m. E. nicht, daß man den sogenannten Außenseiterverfahren ablehnend gegenüberstehen muß. Ich meine vielmehr, daß intensive wissenschaftliche Bemühungen erforderlich wären, um die

Phänomene, die im Zusammenhang mit der Akupunktur und Elektro-Akupunktur zu beobachten sind, aufzuklären. Mir persönlich fehlen dazu leider die materiellen und personellen Voraussetzungen.«

Informationen für den Patienten

Die wenigen Ärzte in der Bundesrepublik, die sich mit der Elektro-Akupunktur befassen, haben nach Auskunft von Dr. Voll Wartezeiten bis zu einem halben Jahr. Anfragen nach Ärzten Ihres Wohnortes richten Sie bitte an:
Die Internationale Gesellschaft
für Elektroakupunktur
7310 Plochingen/N.
Richard-Wagner-Straße 5

Die Behandlung, Diagnose und Therapie, ist völlig schmerzlos. Sie werden auch nicht »unter Strom gesetzt«; Sie spüren absolut nichts. Erwarten Sie aber nicht durch einen »Energiestoß« sofortige Beschwerdefreiheit. Eine gewisse Umstellung Ihrer Lebensweise, was Ernährung und Genußgifte anbetrifft, kann durchaus Voraussetzung eines konstanten Behandlungserfolges sein. Man kann auch kein Feuer löschen, wenn man an anderer Stelle immer wieder Öl hineingießt.

Chirotherapie

Der Kronzeuge

Peter, 13 Jahre alt, klagte im Herbst 1972 plötzlich über andauernde Rückenschmerzen, zunehmende Steifigkeit der Glieder und schnelle Ermüdbarkeit.
Aufgrund der Untersuchungsergebnisse wurde ihm im Januar 1973 ein Korsett verordnet, das er ständig tragen sollte. Er konnte weder spielen noch Sport betreiben. Obwohl er alle Verordnungen gewissenhaft durchführte, stellte sich die erhoffte Besserung nicht ein.
Angesichts der Erfolglosigkeit aller therapeutischen Bemühungen beschlossen wir im Sommer 1973, in der Klinik für manuelle Therapie vorstellig zu werden. Peter war offensichtlich ein klassischer Fall für die Chirotherapie. Nach einer manuellen Behandlung stellte sich überraschend eine schnelle und deutliche Besserung ein. Nach etwa sechs Wochen waren die Rückenschmerzen, bis auf geringe Beschwerden beim Bücken, verschwunden. Bei einem weiteren Besuch in der Klinik Anfang 1974 bestand völlige Schmerzfreiheit. Beim Bücken konnte Peter wieder mit den Handflächen den Boden berühren, während er ein Jahr zuvor die Fingerspitzen nur bis zu einem Abstand von 20 cm dem Boden nähern konnte. Peter treibt seit Frühjahr 1974 wieder Sport.
(Der Vater Theo V., Münster, über seinen Sohn Peter.)

Das muß man zuerst wissen

Daß es nicht immer stimmt, was die Leute sagen, nämlich: Hat man es mit der Bandscheibe zu tun, dann geht man zum Chiropraktiker und läßt sich die Sache wieder einrenken. Wenn's dann schön knackt, hat es auch geholfen. So viel zunächst über eines der weitestverbreiteten Therapie-Mißverständnisse, denn Chiropraktik und Chirotherapie sind zwei Paar Stiefel.

Die Chirotherapie ist ein klassisches Beispiel dafür, wie aus einer Außenseitermethode langsam eine in die Schulmedizin integrierte Heilmethode wird. Zum erstenmal haben nämlich seit dem Winter-Semester 1972/73 die Universitäten Münster und 1974 Homburg/Saar Lehraufträge für Chirotherapie erteilt.

Chirotherapie hat nur noch wenig mit den ›Knochenbrechern‹ der alten Volksmedizin zu tun. Es ist eine ärztliche therapeutische Technik, eine Handgriff-Therapie. Das Wort Chirotherapie – in der ›Chirurgie‹ steckt derselbe Wortstamm, nämlich das griechische Wort cheir, die Hand – ist von den Medizinern absichtlich gewählt worden, um sich von den Laienbehandlern der Chiropraktik abzugrenzen.

Chirotherapie oder manuelle Therapie (lateinisch manus, die Hand) wird also von Ärzten betrieben. Das bedeutet aber noch keinesfalls immer, daß sie in dieser Behandlungsmethode eine gründliche Ausbildung erfahren haben, daß sie sie beherrschen. Das sollte auch nicht verschwiegen werden. Chiropraktik dagegen wird die Tätigkeit genannt, die von Heilpraktikern ausgeübt wird; auch hier gibt es in den Grenzen der Therapiemöglichkeiten qualifizierte Kräfte neben – und das muß auch gesagt werden – verantwortungslosen Scharlatanen. Sie setzen sich der Gefahr aus, ohne vorherige Röntgenuntersuchung nicht tastbare Befunde, wie krankhafte Entkalkungen, beginnende Geschwülste oder Entzündungsprozesse zu übersehen und hier, durch die Behandlung, einen oft nicht wiedergutzumachenden Schaden zu setzen. Aus diesen Gründen ist auch Masseuren die Ausübung von Chiropraktik oder Chirotherapie untersagt.

Krankengymnasten (im Ausland auch Physiotherapeuten genannt) können auf ärztliche Verordnung chirotherapeutische Mobilisationsbehandlungen an den Arm- und Beingelenken durchführen, wie sie es schon in vielen Ländern der Erde tun. Leider gibt es in der Bundesrepublik Deutschland bisher nur wenige Krankengymnasten, die diese Behandlungsmethode beherrschen, da sie nicht Bestandteil der krankengymnastischen Ausbildung ist. Das wiederum ist nach Meinung der Chirotherapeuten einer der Gründe, warum Heilverfahren bei Erkrankungen des Bewegungsapparates, rheumatischer oder anderer Ursache, mit der heute üblichen reinen Bäder-, Massage- und Gymnastikbehandlung oft bei weitem nicht den Effekt haben, den sie unter Hinzunahme der manuellen Medizin haben könnten.

Die durch unsere moderne Zivilisation vielfältig geschädigte Wirbelsäule ist Problem Nummer 1 in der Sprechstunde des Chirotherapeuten; aber auch wenn's in Arm- und Beingelenken mit der Bewegung nicht mehr stimmt, kennt der Chirotherapeut vielleicht einen Griff, der das wieder in Ordnung bringt. Der medizinische Fachmann drückt das etwas präziser aus, da heißt es dann: »die manuelle Therapie befaßt sich mit mechanischen Störungen innerhalb des muskulo-skeletalen Systems, um hier vorgefundene reversible Störungen der biomechanischen Funktion mit Hilfe der Hände zu beeinflussen, zu bessern und zu beheben.«

Manuelle Therapie – die Hände also sind es, die bessern und heilen; sie dürfen jedoch nicht weh tun. Der Glaube nämlich, daß der Weg zum Chirotherapeuten immer mit Schmerzen verbunden sein muß, ist ein Aberglaube. Wer mit Gewalt und Kraftakten Heilungen erzwingen will, dem sollte der Patient größtes Mißtrauen entgegenbringen. So gefährlich die Manipulationen auch manchmal aussehen, so wenig Kraft braucht der Chirotherapeut bei seiner Behandlung. Wichtig zu wissen für den Patienten, daß ohne eingehende Voruntersuchung, dazu gehören meistens auch Röntgenaufnahmen, Chirotherapie nach den Worten des Berliner Arztes Dr. Schirmer »ein Verbrechen ist, denn da kann ich auch Dauerschäden setzen«.

Auch manuelle Therapie wird nicht einseitig betrieben. Dr. Gutmann nennt als die drei Säulen seiner Behandlung: Die manuelle Therapie, die Neuraltherapie und die physikalische Therapie. Elektrotherapie, gezielte Massagen und Gymnastik gehören zur Standard-Begleitbehandlung jeder chirotherapeutischen Praxis.

Der Patient hat es freilich schwer, einen qualifizierten Chirotherapeuten zu finden, denn im Gegensatz zu anderen Fachärzten darf er auf dem Praxisschild nicht auf seine Spezialausbildung hinweisen.

Das interessiert am meisten

Wer von seinem schmerzhaften Hexenschuß nach einer einzigen Behandlung beim Chirotherapeuten befreit wurde, schwört natürlich auf den ›Knochenbrecher‹ und erzählt unter Ausschmückung seines Leidens wahre Wunderdinge. Fragt man jedoch Chirotherapeuten danach, welche Krankheiten sie heilen können, wehren sie entsetzt ab: »So pauschal könne man die Frage nicht stellen und auch nicht beantworten.«

Das Therapiegebiet sei einerseits riesengroß vom Schul-Kopfschmerz bis zu den sogenannten Wachstumsschmerzen der Kinder, vom Schleudertrauma nach Autounfall bis zum Schwindelanfall; überall aber werden die Behandlungsgrenzen aufgezeigt. Dazu mehr im Abschnitt »Wie erklären sie es«. Besonders spektakulär sind die Erfolge bei Blockierungen im Hals-Nacken-Wirbel-Bereich, beispielsweise der Aufwach-Kopfschmerz am Morgen. Auch sogenannte Organneurosen, bei denen trotz gründlicher Untersuchung der Organe kein krankhafter Befund nachgewiesen werden kann, lassen sich auf Störungen im Bereich der Wirbelsäule zurückführen und können mitunter durch chirotherapeutische Manipulationen ausgeheilt werden. Darüber wird ebenfalls unter »Wie erklären sie es« ausführlicher gesprochen.

Von dem französischen Arzt Dr. Robert Maigne werden in seinem Buch »Wirbelsäulenbedingte Schmerzen und ihre Behandlung durch Manipulationen« (Hippokrates Verlag, Stuttgart) folgende Indikationen für eine chirotherapeutische Behandlung angegeben:

- Kopfschmerzen
- Migränen
- Halswirbelsäulen-Syndrom (Syndrom: gleichzeitig zusammen auftretende Krankheitszeichen)
- Halswirbel-Verletzungen
- Schiefhals
- Neuralgien im Bereich der Halswirbel und des Schulter-Arm-Bereiches
- Schulterschmerzen
- Sensibilitätsstörungen an Händen und Füßen
- Ellenbogenschmerzen
- akute und chronische Rückenschmerzen
- Verstauchung und Zerrung im Bereich der Rippen und Gelenke
- akuter Hexenschuß
- chronischer Muskelrheumatismus in der Lendengegend
- Ischias
- Nervenschmerzen im Unterschenkel
- Schmerzen und Sensibilitätsstörungen an der Außenseite des Oberschenkels
- Steißbeinschmerzen.

Auch in den angeführten Krankheitsfällen werden und müssen von den Chirotherapeuten aus vielerlei Gründen Einschränkungen gemacht werden.
Bei richtigem Einsatz dieser Therapie sind die Heilungschancen jedoch außerordentlich groß. Eine Informationsstudie der Deutschen Gesellschaft für Manuelle Medizin e. V. spricht daher auch von den erheblichen therapeutischen Möglichkeiten, die für die Allgemeinmedizin, die Orthopädie, Neurologie, Rheumatologie und Rehabilitation hier bereitliegen und von denen die Öffentlichkeit wenig weiß.
Abgelehnt wird eine chirotherapeutische Behandlung unter anderem bei: multipler Sklerose, Infektionen, bei bösartigen Geschwülsten, Krebs oder Tuberkulose im Bereich der Wirbelsäule und der Gelenke, ebenso bei der Osteoporose, der krankhaften Entkalkung des Knochens, bei Überbeweglichkeit der Gelenke beziehungsweise der Wirbelsäule oder einzelner Abschnitte, selbstverständlich auch bei Knochenbrüchen. Nur in die Behandlung einer Fachklinik für manuelle Medizin gehört auch die Bechterewsche Krankheit, die zur völligen Wirbelsäulenversteifung führen kann. Die immer wieder gemachten Einschränkungen und Gegenindikationen deuten bereits drei Probleme des chirotherapeutischen Wirkens an:

1. Die größte Sorgfalt bei der diagnostischen Erhebung des Krankheitsbildes
2. Die Differenzierung der Behandlung
3. Die Gefahren für den Patienten, wenn der Therapeut keine qualifizierte Ausbildung erhalten hat.

Denn, so schreibt Dr. Maigne, »selbst harmlose Bewegungen können tragische Folgen haben«. Ernsthafte Zwischenfälle durch die Hände Unerfahrener seien nicht selten.

Wer und was steckt dahinter?

Napoleon steckt zwar nicht dahinter, aber zunächst sei doch eine kleine amüsante Geschichte erzählt, die auch etwas mit Chirotherapie, nämlich mit der Therapie der Hand zu tun hat.

Den Kaiser plagte einmal ein Hexenschuß, eine nicht gerade würdevolle Situation für eine Majestät. Der Leibarzt, Doktor Jean Nicolas Corvisart, wurde gerufen, und er tat etwas Ungewöhnliches. Alle Personen wurden aus dem Zimmer geschickt, dann mußte sich Napoleon völlig entkleiden und mit beiden Händen auf den Tisch stützen. Dr. Corvisart stellte sich hinter den Kaiser, holte mit der Hand kräftig aus und gab Napoleon einen wohlgezielten Schlag auf den verlängerten Rücken. Die Reaktion war wohl berechnet: Die geschlagene Majestät, tief gekränkt in ihrer Würde, drehte sich zornbebend, wie von der Tarantel gestochen, blitzschnell um und – war geheilt. Das geschah sozusagen in der Steinzeit der Chirotherapie!

Der Ursprung dieser Therapiemethoden, das Behandeln mit der Hand, noch im »Behandeln« steckt das Wort Hand, reicht bis zu den frühesten Kulturstufen zurück. Schon in ägyptischen Papyrusrollen finden sich Hinweise über manuelle Therapiepraktiken der damaligen Ärzte. Dem vielzitierten griechischen Arzt Hippokrates (460 bis 377 vor Christus) werden ebenfalls Kenntnisse der manuellen Therapie zugeschrieben. Nach seinen Beschreibungen hat man in späterer Zeit die griechischen Manipulations-Techniken illustriert. Auch von römischen Ärzten ist ein begrenztes Wissen manueller Behandlungsmethoden überliefert. Im Mittelalter blieb die Kunst der »Knochensetzer« der Volksmedizin vorbehalten. Ende des 17. Jahrhunderts gelangten in England die sogenannten Bone-Setters (Bone ist im Englischen der Knochen), die Knochenheiler, zu großem Ansehen. Ihre Fähigkeiten wurden sogar am Englischen Hof geschätzt.

Ein System in die vielerorts mit unterschiedlichem Erfolg geübten Praktiken der Einrenkung von Gelenken und Wirbeln brachte der amerikanische Arzt Dr. Andrew Taylor Still. Er leitete 1874 neue Vorstellungen über den Ursprung von Krankheiten aus den Verschiebungen der Wirbelsäule und der Gelenke ab. Törichterweise führte er fast alle Krankheitsursachen auf Schädigung des Muskel-Gelenk-Apparates zurück. Seine Lehre nannte er Osteopathie, von dem griechischen Wort osteon, das heißt Knochen, und pathos, das ist das Leiden.

Die Anregungen zu einer rein mechanischen Denkweise in bezug auf den menschlichen Organismus kamen aus der Zeit, in der er lebte, nämlich im Zeitalter der Maschinen und der Technik. Dr. Still schreibt selbst darüber: »Ich fing an, den menschlichen Körper nach Art einer Maschine zu betrachten. Ich studierte alle Teile auf das genaueste sowie jede feststellbare Veränderung. Nach der Korrektur aller Störungen mußte der Körper gesund sein.«

Die Heilung erfolgte durch bestimmte Handgriffe, Manipulationen, wie es die

Fachsprache nennt. Erfolg hatte er freilich mit seiner neuen Lehre anfangs nicht. Die ärztlichen Kollegen verlachten ihn und lehnten ihn ab.

Wie Hahnemann einst seine homöopathischen Mittel an der eigenen vielköpfigen Familie erprobte, so unterrichtete Dr. Still in Ermangelung anderer Studenten seine fünf Kinder in Osteopathie. Als Dr. Still 1918 im Alter von 90 Jahren starb, existierten in den USA bereits sechs Schulen für Osteopathie. Heute ist die Osteopathie in den Vereinigten Staaten ein zwar staatlich, aber nicht von der offiziellen medizinischen Wissenschaft anerkannter Nebenzweig der ärztlichen Heilkunde mit vielen Schulen und hervorragend eingerichteten und geführten Kliniken.

Das schwarze Schaf in der Geschichte der Chirotherapie dagegen ist ein amerikanischer Kolonialwarenhändler, der die Schule der Chiropraktiker begründete; und fälschlicherweise sagt man heute oft noch Chiropraktiker, wenn man zu einem Arzt geht, der Chirotherapie praktiziert; nach der Begriffsdefinition der Chirotherapeuten wird Chiropraktik nur von Nichtärzten ausgeübt.

Dieser Kolonialwarenhändler namens D. D. Palmer aus Davenport, Iowa, verkaufte offensichtlich nicht nur Salzheringe und weiße Bohnen, sondern behandelte nebenher auch Kranke. Man sagt, er sei Magnetiseur gewesen. Nun, wie dem auch sei, Palmer renkte, einer fama zufolge, eines Tages einem tauben Neger einen Halswirbel ein, und fortan hörte der schwarze Patient wieder. Das geschah 1895. Diese »Wunderheilung« sprach sich natürlich herum, und der Zulauf zur »Praxis« des Mr. Palmer war entsprechend groß. Es wird nicht ausgeschlossen, daß Palmer Kenntnis von den Lehren des Dr. Still hatte. Palmer gab jedoch später zu, daß er seine Praktiken von dem am Ort ansässigen Dr. Jim Atkinson erworben habe, der vermutlich weniger Aufhebens von seiner ärztlichen Kunst gemacht hat. Ein Patient von Palmer, ein Geistlicher, gab der neuen Heilbehandlung schließlich den Namen: Chiropraktik.

Nach der Theorie der ersten Chiropraktiker ist immer ein ausgerenkter Halswirbel schuld an einer Erkrankung. Mr. Palmer wäre ein schlechter Geschäftsmann gewesen, hätte er die Konjunktur nicht ausgenutzt. Immer neue Schulen für Chiropraktik wurden gegründet; auch der Sohn stieg in das Unternehmen ein. Ein cleveres Management machte die Chiropraktik zu einem lukrativen Erwerbszweig. Eine geschickte Werbung festigte den Glauben an den Heilerfolg.

Palmer jun. scheute sich nicht, das auch in aller Offenheit auszudrücken: »Unsere Schule«, so sagte er einmal, »ist auf Geschäfts-, nicht auf Berufsbasis gegründet. Wir lehren den Schüler die Idee und gleichzeitig, wie er sie am besten verkaufen kann.«

Rund 40000 »Doktoren der Chiropraktik« aus 60 verschiedenen Schulen für Chiropraktik üben heute in den USA ihre Tätigkeit aus. Dieser Titel ist kein Doktorgrad im Sinne der Schulmedizin. Chiropraktoren dürfen auch keine Spritzen geben oder kleine chirurgische Eingriffe vornehmen; ebenfalls untersagt ist ihnen

die Verschreibung von Medikamenten. Die Chiropraktik wird darum in den USA als die »Drugless Medicine«, die drogenfreie Medizin, bezeichnet.
Zwischen Schulmedizin und Chiropraktik herrscht seit Jahrzehnten erbitterte Fehde. Die metaphysisch-mystisch verbrämten Theorien und therapeutischen Totalitätsansprüche trugen entscheidend dazu bei, daß die Schulmedizin diese Heilmethode als suspekt ablehnte und ihrerseits wiederum das Kind mit dem Bade ausschüttete. Eine siebenköpfige Züricher Klinikerkommission verdammte im Jahr 1936 die Chiropraktik als Suggestion und nichtige Scharlatanerie. Damit schien der Stab der Schulmedizin über eine Heilmethode gebrochen, die bei allen Fehlern, die ihr in der Ausübung der Methode anhafteten, doch Tausenden von Patienten Linderung und Heilung gebracht hatte. Auch die heutigen Chirotherapeuten leugnen keineswegs, daß sie den Chiropraktoren wesentliche Anregungen verdanken.
Nach dem Zweiten Weltkrieg erkannten auch bedeutende deutsche Schulmediziner, wie die Chirurgen Prof. Zukschwerdt, Prof. Junghanns und Prof. Wachsmuth, die »Bedeutung des Wirbelgelenks für die Funktion der Wirbelsäule und ihre spezifische und mechanische Anfälligkeit« und empfahlen eine Prüfung der sich daraus ergebenden Behandlungsmethoden unter Einbeziehung der manuellen Therapie.
Die gewonnenen Erfahrungen und Kenntnisse veranlaßten immer mehr Ärzte, sich mit den Möglichkeiten dieser neuen Heilmethode vertraut zu machen. Sie haben sich inzwischen in der »Deutschen Gesellschaft für manuelle Medizin« zusammengeschlossen. Regelmäßige Ausbildungskurse werden auf den Ärzteseminaren im westfälischen Hamm und in Neutrauchburg im Allgäu angeboten. Heute zählt die Gesellschaft über tausend ausgebildete Mitglieder. Insgesamt haben etwa fünfzehnhundert Ärzte in der Bundesrepublik die zweijährigen Ausbildungslehrgänge mit Abschlußprüfung absolviert.

Wie erklären sie es?

Zunächst ein paar Tatsachen, die man eigentlich weiß und doch nicht zur Kenntnis nimmt: Ein hoher Prozentsatz der Menschen leidet unter Wirbelsäulenschädigungen. Zum Teil gehen diese Schädigungen darauf zurück, daß der Mensch vom Vierbeiner zum Zweibeiner wurde. Denn die anatomische Struktur seiner Wirbelsäule gehört zu den unausgereiften Konstruktionen der Natur. Seine Wirbelsäule war für einen Vierbeiner konstruiert. Das ist natürlich nur *eine* der Ursachen von Störungen und Erkrankungen im Bereich der Wirbelsäule, die infolge des weitverzweigten Nervengeflechts auf andere Körperbereiche und Organe ausstrahlen. Die zweite Störung hängt mit unserem Berufsleben zusammen, den unnatürlichen körperlichen Verhaltensweisen, denen der Mensch in den verschiedensten Berufen ausgesetzt ist. Der schweizerische Chiropraktiker Dr. Fred Illi hat einmal ausgerechnet, daß beispielsweise ein Autofahrer in einem Zeitraum von 30 Jahren etwa 45 000 Stunden das Steuerrad seines Wagens festhält und damit in einer unphysiologischen, verkrampften Körperhaltung 45 000 Stunden seines Lebens verharrt. Welche Einwirkungen diese Krampfhaltung auf Bänder, Muskeln und Gelenke haben muß, das kann sich wohl jeder Autofahrer ausrechnen. Er spürt es ja auch! 80 000 Stunden sitzen Beamte im Laufe von 30 Dienstjahren am Schalter, mit verdrehtem Oberkörper, weil Stuhl und Schreibtisch im rechten Winkel zum Schalter stehen.

Und so gibt es Hunderte von Berufen, die in halbgebückter Stellung oder anderen unnatürlichen Haltungen ausgeübt werden und damit erst die Voraussetzung für sehr viele und sehr unterschiedliche Schäden an der Wirbelsäule schaffen. Pauschal spricht man dann davon, daß man's im Kreuz habe oder die Bandscheibe nicht in Ordnung sei. Erst wenn man eine Vorstellung von der Vielzahl der auslösenden Faktoren hat, kann vielleicht auch der Patient ermessen, welches Fingerspitzengefühl im wahrsten Sinne des Wortes der Arzt haben muß, um die Ursache der Störung zu erkennen und sie dann auch richtig zu behandeln, ohne zusätzliche Schäden hervorzurufen. Der Chirotherapeut Dr. Schirmer formulierte das so: »Der Befund muß ertastet werden, die Röntgenaugen sind meine Finger.«

Nur ein Beispiel für das sehr komplexe Zusammenspiel von Nerven und Wirbelverklemmungen, an denen der Chirotherapeut die Grenze seiner Behandlungsmöglichkeit erkennen muß: Wirbel können unter anderem verklemmt sein, weil die kleinen Muskeln, die den Wirbel in sich gegeneinander bewegen, verkrampfen und ihn blockieren. Die Ursache kann ein Magengeschwür sein, denn der Nerv, der den Magen versorgt, endet irgendwo in der Brustwirbelsäule, beziehungsweise nimmt dort seinen Anfang. Man muß das immer als ein in sich geschlossenes, gekoppeltes System sehen, mit Impulsen, die hinausgehen, und Rückinformationen aus der Peripherie, die z. B. aus dem Magen gemeldet werden. Das nennt man ein bio-kybernetisches System.

Bandscheibenvorfall

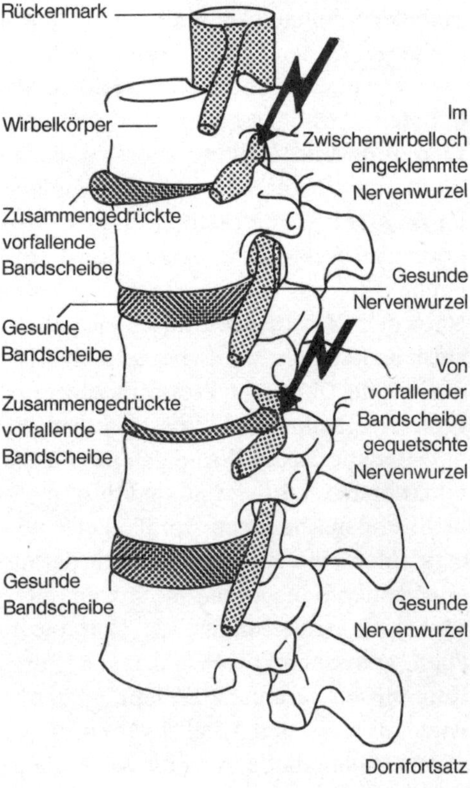

Wenn nun aus der Peripherie eine Störinformation kommt, also vom Magen mit seinem Magengeschwür, so ist das ein Impuls, der zurückgemeldet wird. Dieser Impuls aber hat Nebeneffekte, die sich zum Beispiel darin äußern, daß die Muskulatur im selben Informationskreis in einen Verkrampfungszustand tritt, ihn in eine Abwehrspannung bringt. Ergebnis: Das Bewegungssegment, das ist die Verbindung zwischen zwei Wirbelbögen, wird stillgelegt. Der Chirotherapeut findet zwar einen bewegungsgestörten Wirbel, aber eine manuelle Therapie wäre hier völlig zwecklos, denn die Ursache der Störung ist das Magengeschwür.

Ähnliche Untersuchungen über Beziehungen zwischen Wirbelsäulenstörung und Herzinfarkt sind jetzt von einer tschechischen Ärztin an der Universitätsklinik in Prag vorgelegt worden.

Nach der Lehre der Chiropraktik gehen fast alle Erkrankungen auf das Konto einer sogenannten Subluxation eines Wirbels (luxare, lat., heißt verrenken). Es handelt sich dabei um eine unvollständige Verrenkung, bei der die Gelenkflächen noch zum Teil in Berührung bleiben. Diese Subluxationen glauben die *Chiropraktiker* mit Hilfe eines sogenannten Neurokalorimeters, eines Hauttemperatur-Meßgerätes, ermitteln zu können. Die *Chirotherapeuten* bestreiten das.

Die Chirotherapie sieht nach den Worten von Dr. Gutmann, dem Leiter einer Klinik für manuelle Therapie, die »diagnostisch-therapeutische Methodik auf der Basis mehr oder weniger eindeutig definierter biomechanisch-pathogenetischer Vorgänge innerhalb unseres Bewegungssystems, unter anderem natürlich auch der Wirbelsäule«. Die krankheitsentstehenden Vorgänge charakterisierte Dr. Gutmann in vier Sätzen:

1. Es handelt sich um mechanische, besser gesagt biomechanische Vorgänge.
2. Das betroffene biomechanische System ist funktionell gestört.
3. Diese funktionelle Störung muß reversibel (also rückbildungsfähig) sein.
4. Die Wiederherstellung der funktionellen Norm muß mit Hilfe von Handgriffen möglich sein.

Die Chirotherapeuten haben für die Wiederherstellung mit Hilfe von Handgriffen ein ganzes Vokabular von Fachausdrükken geprägt. In ihrem Schrifttum kommen immer wieder die Worte vor: Manipulation, Mobilisation, Justierung, Deblokkierung (weil vorher etwas blockiert gewesen ist).

Sehr häufig sind es die ganz kleinen Übel, die kaum wahrnehmbaren Bewegungseinschränkungen, die für den Patienten große Folgen haben, zum Beispiel eine Migräneerkrankung oder ein sogenannter Drehschwindel.

Die Chirotherapie blickt auf ein Heer geheilter Patienten zurück, doch wird die Vielzahl der Mißerfolge keineswegs geleugnet. Das alte Wort von den Fehlern, aus denen man lernt, hat gerade auf dem Gebiet dieser noch jungen medizinischen Disziplin aktuelle Bedeutung. Aus der Erfahrung heraus weiß heute der gutausgebildete Chirotherapeut, was er in diesem oder jenem Krankheitsfall zu tun oder zu unterlassen hat. Warum jedoch sein Handgriff jene heilende Wirkung ausübt, darüber gibt es auch heute noch keine gesicherte wissenschaftliche Erklärung. Das wird auch von der »Deutschen Gesellschaft für manuelle Medizin« in einer Arbeit über die derzeitige Situation der Chirotherapie in der Bundesrepublik Deutschland freimütig zugegeben; darin heißt es: »Beim heutigen Stand des Wissens stehen gesicherten Behandlungserfolgen im wesentlichen nur Theorien und Hypothesen über die Wirksamkeit der Handgriffe gegenüber, nicht aber ein gesichertes Wissen, das allen wissenschaftlichen Kriterien standhalten könnte.«

Auch Dr. Gutmann, der derzeitige Präsident der Internationalen Gesellschaft für manuelle Medizin, gab in einem Gespräch im Sommer 1974 zu, daß es nicht ganz einfach sei, zu sagen, was im Augenblick des berühmten Knackses des chirotherapeutischen Eingriffes geschehe. Die Erfolge aber lassen sich mit den apparativen Mitteln der medizinischen Forschung und den klassischen Untersuchungsmethoden durchaus objektivieren.

Der Nachweis wird nach den Worten von Dr. Gutmann unter anderem durch folgende Kriterien erbracht:

1. Fühlen und Prüfen der Beweglichkeit vor und nach der Manipulation
2. Röntgenaufnahmen der Beweglichkeit vor und nach der Manipulation
3. Messung der Hautdurchblutung
4. Messung des elektrischen Hautleitwiderstandes
5. Kontrolle durch Infrarotstrahlung entsprechender Hautbezirke, in denen der Nerv arbeitet beziehungsweise gestört gewesen ist
6. Elektromyografische Prüfung der Aktionsströme und der Aktivität der Muskeln vor und nach der Manipulation
7. Elektrische Prüfung des Gleichgewichtsorgans vor und nach der Manipulation
8. Prüfung der Hörfähigkeit vor und nach der Manipulation.

Auf einer Ärztediskussionsrunde über das, was bei der Manipulation geschieht, wurden von den medizinischen Fachleuten die verschiedensten Erklärungen gegeben. Der Chirotherapeut Dr. Wolff aus Trier deutete die manuelle Therapie als eine mechanische Wirkung, die die Gelenkflächen für eine 1/600 Sekunde voneinander abhebe. Es komme dadurch zu einer Verminderung pathologischer Afferenzen, krankhafter Impulse aus der Peripherie. Dadurch würde der Reizpegel verändert und die gestörte Funktion normalisiert. Ein amerikanischer Kollege bekannte freimütig: »Wir wissen nicht, was wir tun.«

Diese individuelle Bescheidenheit entspricht sicherlich nicht ganz dem Wissensstand der Chirotherapie. Die Mediziner wissen in begrenztem Umfang durchaus, was sie tun, und der beginnende Prozeß der Integration in die Schulmedizin wird sicher dazu beitragen, auch die Forschungsarbeiten auf dem Gebiet der Chirotherapie zu intensivieren.

Was sagt nun die Schulmedizin?

Prof. Dr. med. Matthiaß, Direktor der Orthopädischen Universitätsklinik Münster, definiert das Verhältnis zur Chirotherapie so:
Man kann wohl sagen, daß eine skeptische Grundeinstellung gegenüber der Chirotherapie auch heute noch besteht, aber wir können doch feststellen, daß es eine mehr abwartende Haltung ist und nicht so sehr eine negative Einstellung. Wir beobachten, was sich dort tut, und wir haben in den letzten Jahren gesehen, daß sich hier eine Methode entwickelt hat, die doch in sehr breitem Umfang in die praktische Orthopädie Eingang gefunden hat.
Wir haben gesehen, daß es eine Vielzahl von Patienten gerade in der orthopädischen Fachpraxis gibt, die Leiden haben, die der Chirotherapie gut zugänglich sind, und wir haben auch gesehen, daß damit Erfolge zu erzielen sind. Eines aber ist vor allem festzustellen: Früher wurde die Chirotherapie im wesentlichen ungezielt praktiziert, ohne entscheidende Voruntersuchungen; es gab eine sehr unkritische Einstellung; das hat sich geändert. Die Vertreter der ärztlichen Chirotherapie haben in den letzten Jahren eine sehr subtile Untersuchungstechnik entwickelt, die eine genaue Klassifizierung erlaubt und die damit die Indikation zu chirotherapeutischen Maßnahmen sehr viel deutlicher macht.
Damit ist die Ausgangsbasis der Chirotherapie auch wesentlich klarer. Und das eröffnet auch der Schulmedizin einen Zugang zu dieser Methode.

i Informationen für den Patienten

Es gibt bisher bedauerlicherweise noch kein Merkmal, keinen Hinweis, an dem der qualifizierte Chirotherapeut erkennbar ist, nämlich jener Arzt, der die Ausbildungskurse absolviert und sich einer Abschlußprüfung unterzogen hat. Mißtrauen Sie auf jeden Fall einem Therapeuten, der nicht eine gründliche Voruntersuchung vornimmt; lehnen Sie eine chiropraktische Behandlung am Kopf oder an der oberen Halswirbelsäule ab, wenn nicht zuvor Röntgenaufnahmen diagnostisch ausgewertet sind. Erwarten Sie auch nicht, daß Ihnen ebenso geholfen werden kann wie Ihrem Kollegen, obwohl er scheinbar unter den gleichen Rückenschmerzen gelitten hat. Lassen Sie sich von Ihrem Arzt darüber aufklären, welche Begleiterscheinungen, die im allgemeinen harmlos sind, nach der Behandlung auftreten können: mitunter ein vorübergehendes Wiederauftreten der Schmerzzustände, bei Frauen überraschende Blutungen. Betreiben Sie auch nicht eigenmächtig eine Gymnastik, die Ihnen jemand empfohlen hat oder die in Illustrierten und Hausfrauen-Zeitschriften angepriesen wird. Sie kann ebenso falsch sein wie Massageverordnungen. Nach Aussage von Dr. Gutmann ist bei sehr vielen Kreuzschmerzen mit überbeweglicher Wirbelsäule, hauptsächlich bei Frauen, die übliche Behandlung, auch die chirotherapeutische, falsch. Auch Lockerungsgymnastik, Lockerungsmassagen, hartes Bett oder Nackenrolle, diese modi-

schen und schematischen Forderungen gedankenloser Therapie, können manchmal mehr Schaden als Nutzen anrichten, wenn dieser Therapie keine gründliche Untersuchung vorausgegangen ist.
Anfragen sind zu richten an:

Deutsche Gesellschaft für manuelle
Medizin e. V.
Hamm/Westfalen
Ostenallee 83,

die auch Auskunft über »Kliniken für manuelle Therapie« in der Bundesrepublik gibt.
Und auch das sollten Sie wissen: Der Kassenpatient hat nur Anspruch auf drei chirotherapeutische Behandlungen in einem Quartal. Im darauf folgenden Quartal übernehmen die Kassen keine Behandlungskosten. Erst wieder im übernächsten Quartal. Manche chirotherapeutische Behandlungen bedürfen jedoch einer größeren Zahl von Sitzungen, so daß Sie praktisch die zusätzliche Behandlung aus Ihrer eigenen Tasche bezahlen müßten. Andererseits ist ein Splitting des Honorars seitens des Arztes nicht zulässig. Und wissen sollten Sie auch, daß jeder Arzt Chirotherapie betreiben darf, auch wenn er weder der Gesellschaft für manuelle Medizin angehört noch irgendeine Ausbildung auf diesem Gebiet erfahren hat. Man sollte sich also erst einmal vorsichtig erkundigen, wie es um diese Voraussetzungen bestellt ist. Denn Ignoranz, Unerfahrenheit und forsche Überheblichkeit zahlt der Patient u. U. mit noch größeren Schmerzen.

Hämatogene Oxydationstherapie

Der Kronzeuge

Mein Zustand 1967, Alter 55 Jahre, labil, wenig Elan, ohne rechte Motivation, wurde durch Behandlung mit gängigen medikamentösen Mitteln nicht gebessert. Schlafstörungen traten auf, Durchblutungsstörungen waren an der Tagesordnung.

Das Wissen, daß der menschliche Körper einer chemischen Fabrik gleichzusetzen ist und einzelne Organe Katalysationsvorgänge zu übernehmen haben und die Gesamtanlage nur entscheidend funktionieren kann, wenn der entscheidende Stoff, also die Blutströme, funktioniert, bewog mich dazu, verschiedenen Ärzten die Frage zu stellen, ob sie mir nicht dazu verhelfen könnten, mein Blut durch Bestrahlung zu verbessern; mit anderen Worten: von Schadstoffen zu befreien, um andere Organe zu entlasten. Mitleidiges Lächeln damals, aber keine konkrete Hilfestellung. Man verwies auf Medikamente. Durch Zufall hörte ich von der hämatogenen Oxydationstherapie.

1967: fünf Blutwäschen in einem Zeitraum von fünf Wochen. Ambulant durchgeführt. Keine Schmerzen. Behandlung wurde ergänzt durch Elektroneuraltherapie. Wiedergewinnung der Spannkraft und Elastizität, Verbesserung des Blutbildes, Wegfall der Schlafstörungen. Sieben Jahre später: Neue Behandlung, nach meinen Beobachtungen mit gleichem Erfolg (Dr. G. F., Offenbach).

Das muß man zuerst wissen

Im Blut sahen nicht nur die Dichter einen »besonderen Saft«, auch die Ärzte aller Zeiten erkannten intuitiv, daß im Blut Heilkräfte verborgen sind. Erst seit der Entdeckung der Blutgruppen und des Rhesusfaktors wurde es jedoch möglich, gefahrlos Blut zu übertragen. Der Blutspender weiß, daß ihm dabei aus einer Armvene Blut entnommen wird.
Einen ersten Versuch, das Blut gleichsam auch als Medikament zu verwenden, unternahmen Ärzte mit der Eigen-Blut-Therapie. Blut wird aus der Vene entnommen und intramuskulär wieder eingespritzt. Dieses Therapiemodell wurde nun wesentlich verbessert mit der hämatogenen Oxydationstherapie, die kurz HOT genannt wird. Es handelt sich dabei um ein Verfahren, das mitunter, irreführend, auch als »Blutwäsche« bezeichnet wird. Dem Patienten wird dabei eine geringe Menge venösen Blutes entnommen. Dieses Blut wird mit Sauerstoff versetzt, ultraviolett bestrahlt und dann dem Körper wieder zugeführt. Es handelt sich dabei übrigens um kein normales UV-Licht, sondern um ein ganz bestimmtes Spektrum. Normales UV-Licht würde nämlich die Eiweißstoffe des Blutes zerstören, daher ist das eiweißzerstörende Spektrum aus dem UV-Brenner entfernt.

Das interessiert am meisten

Rund 400 Ärzte in der Bundesrepublik verwenden die hämatogene Oxydationstherapie als Basistherapie, um bei ihren Patienten den Widerstand des Organismus gegen Krankheiten zu erhöhen.
Die Ärzte empfehlen zuvor eine Bestimmung der Blut-, Leber- und Urinwerte.
Der Behandlungskatalog ist umfangreich:

- Aufbrauchkrankheiten,
- akute und chronische Erschöpfungszustände,
- Durchblutungsstörungen peripherer und arterieller Art,
- Cerebralsklerose,
- Arteriosklerose,
- Herz- und Kreislauferkrankungen,
- alle Störungen des Darmstoffwechsels,
- Schäden der Leber und Bauchspeicheldrüse,
- Nephrosen (Nierenerkrankung),
- Gürtel- und Gesichtsrose und rheumatische Erkrankungen nach vorhergehender Herdsanierung.

Auch die Zuckerkrankheit soll durch die hämatogene Oxydationstherapie günstig beeinflußt werden. Es wird zwar eine Senkung des Blutzuckerspiegels erreicht, allerdings können die Patienten auf ihre Medikamente nicht verzichten. In medizinischen Fachzeitschriften berichten Autoren auch über Erfolge in der Geriatrie, der Altersheilkunde, wobei aber immer wieder darauf hingewiesen wird, daß keine »Wunderheilungen« erwartet werden dürfen und die Behandlung nur als Teil einer Ganzheitsmethode, also im Zusammenhang mit anderen gezielten Therapiemaßnahmen zu sehen sei.

Wer und was steckt dahinter?

Daß Krankheiten mit der ungenügenden Sauerstoffversorgung im Blut zu tun haben, hatte schon der französische Chemiker Lavoisier im Jahre 1750 erkannt. In den zwanziger Jahren haben sich dann mehrfach Ärzte damit befaßt, sauerstoffarmes Blut mit Sauerstoff zu versetzen, um es dann dem Patienten wieder zuzuführen. So hat beispielsweise der berühmte deutsche Arzt Prof. Bier solche Versuche zur Behandlung der Furunkulose unternommen. Der schweizerische Arzt Dr. Henschen rettete mit sauerstoffangereichertem Blut bei schweren Narkose-Zwischenfällen mehrfach Patienten. Schon Anfang der dreißiger Jahre haben deutsche und amerikanische Ärzte Blut UV-bestrahlt und anschließend wieder injiziert. Beide Methoden, die Sauerstoffbehandlung und die UV-Bestrahlung, wurden dann von Schülern des Dr. Henschen kombiniert; die Methode setzte sich jedoch nicht durch, weil das Problem der Gerinnungsgefahr zu jenem Zeitpunkt noch nicht gelöst werden konnte.
Erst im Jahre 1946 wurde die Methode von dem Schweizer Arzt Dr. Federico Wehrli in Locarno wieder aufgegriffen. Er konstruierte selbst eine Apparatur, die zunächst völlig unzureichend war; er löste jedoch das Problem der Blutgerinnung. Jahrelang war das Sterilisieren der Geräte ein Hauptproblem. Die Übertragung der Hepatitis, der Leberentzündung, schadete dem Fortschritt der Methode. Erst durch die Entwicklung moderner Wegwerfgeräte konnte dieser Einwand der Schulmedizin gegen die hämatogene Oxydationstherapie entkräftet werden. Eine Infektionsgefahr ist heute ausgeschlossen.

Wie erklären sie es?

Unter konstantem Druck strömt der Sauerstoff in feinen Bläschen durch einen Glaskornfilter und nimmt dabei das venöse Blut des Patienten durch ein Aufstiegsrohr mit. Diese kleinen sauerstoffhaltigen Schaumblasen enthalten gleichsam arterielles Blut, das heißt, analog zum Körperkreislauf jenes in der Lunge mit Sauerstoff angereicherte Blut, das durch die Arterien in den Körper strömt. Die Schaumbläschen gelangen dann in einen Strahlerraum und werden dort an einem Spezial-UV-Brenner vorbeigetrieben. Die bestrahlten Blasen fallen zusammen, das behandelte Blut tropft in ein Gefäß. Der Zerfall der Schaumblasen erfolgt unter Einwirkung des durch die UV-Bestrahlung entstehenden Ozons. Und diese Methode der Blutbehandlung nannte Dr. Wehrli die hämatogene Oxydationstherapie.
Das Blut wird dabei zwei Behandlungsprozessen unterworfen:

1. einer Oxydation, also einer Sauerstoffanreicherung
2. einer UV-Einwirkung.

Das erklärt freilich noch nicht die von den Patienten subjektiv empfundene Besserung ihres Leidens nach der Injektion von nur 50 ccm eigenen Blutes. Für die Ärzte, die diese Methode praktizieren, waren

darum die wissenschaftlichen Arbeiten von Prof. Dr. Albers vom Institut für Biochemie der Universität Mainz ein erster Versuch zur Erklärung der hämatogenen Oxydationstherapie. Prof. Dr. Albers konnte nachweisen, daß bei der Bestrahlung ganz bestimmte Stoffe entstehen, die in der Chemie als Peroxyde bekannt sind, das sind chemische Verbindungen, in denen eine Sauerstoffkette vorliegt. Diese Peroxyde haben nun eine katalytische Funktion. Katalysatoren sind chemische Substanzen, die chemische Reaktionen beeinflussen, ohne daß sie selbst dabei eine Veränderung erfahren. Ein Beispiel: wenn Sie ein Stückchen Zucker mit einem Streichholz anzünden wollen, brennt der Zucker nicht. Tauchen Sie den Zucker vorher in Zigarrenasche, brennt er. Die Zigarrenasche ist dann der Katalysator.
So entstehen auch bei der hämatogenen Oxydationstherapie Katalysatoren: die bei der Behandlung auftretenden Peroxyde vergrößern die Sauerstoffaufnahme des Blutes im Organismus nach Injektion der 50 ccm Blut. Untersuchungen von Prof. Albers ergaben, daß durch diese Katalysatoren ein sogenannter Hemmfaktor aufgehoben wird. Wenn normalerweise der Sauerstoff-Hemmfaktor bei 100 liegt, dann wird er durch die Katalysatoren auf 150 heraufgesetzt, das heißt, das Blut ist vorübergehend fähig, bis zu 50 Prozent mehr Sauerstoff aufzunehmen.
Daß die hämatogene Oxydationstherapie nicht ohne Wirkung sein kann, geht auch aus einer Arbeit eines Mediziners in Zusammenarbeit mit der Göttinger Strahlenklinik hervor. Danach konnte beobachtet werden, daß die Röntgentoleranz bei Patienten wesentlich höher lag, wenn sie gleichzeitig ihr Blut nach dieser Methode behandeln ließen.
Diese Untersuchung hat besondere Bedeutung für krebskranke Patienten, die häufig einer hohen Strahlendosis ausgesetzt sind.

Was sagt nun die Schulmedizin?

Im Auftrag des wissenschaftlichen Beirates der Bundesärztekammer hatte der jetzige Leiter des Blutspendedienstes der Medizinischen Universitätsklinik Freiburg im Breisgau, Dr. M. Matthes, eine Untersuchung dieser Methode durchgeführt. Dr. Matthes erklärte: »Wir begannen mit den Untersuchungen Ende der fünfziger Jahre. Es wurde damals zum Teil mit Eigenblut der Patienten, zum Teil mit Spenderblut gearbeitet. Im allgemeinen wurden zwischen drei und zehn Therapiesitzungen bei einem Patienten durchgeführt. Meiner Erinnerung nach haben wir die Methode an ungefähr 25 Patienten angewandt. Wir haben keine therapeutischen Erfolge beobachten können; gelegentlich unspezifische Wirkungen im Sinne einer Reizkörpertherapie.«

Informationen für den Patienten

Es wird Ihr körpereigenes Blut verwandt. 50 ccm werden aus der Vene entnommen, mit Sauerstoff versetzt, ultraviolett bestrahlt und danach wieder intramuskulär oder intravenös reinjiziert. Die Injektion verursacht keine wesentlichen Schmerzen, nicht mehr als jede andere Spritze.

Nach Angaben der Ärzte sind in Hunderttausenden von Fällen bisher keine Zwischenfälle aufgetreten. Vorübergehend können Sie Kopfschmerzen oder eine allgemeine Müdigkeit verspüren. Danach jedoch weichen diese Symptome einem gesteigerten Lebensgefühl. Dies wird mit einer verstärkten Sauerstoffaufnahme des Blutes in Zusammenhang gebracht.

Zu beachten: Eine gründliche Stuhlentleerung am Abend vorher oder besser noch kurz vor der Behandlung ist unbedingt empfehlenswert. Am Tage der Behandlung eine relativ strenge Diät: keinen Kaffee, keinen Tee und keine festen Nahrungsstoffe. Damit soll ein Abströmen des Blutes in den Magen-Darm-Kanal vermieden werden. Und: Rauchverbot!

Ihr Behandlungstag sollte unbedingt ein Ruhetag sein. Sonnenbäder sind zu vermeiden. Gegen gelegentliches Ruhen im Liegestuhl im Schatten ist jedoch nichts einzuwenden, auch ein Abendspaziergang wird toleriert.

Vorgeschriebene Ruhezeiten sollten jedoch eingehalten werden. Weitere Auskünfte erteilt die

Arbeitsgemeinschaft für HOT
638 Bad Homburg
Auf der Steinkaut 21–23.

Ozon-Therapie

Der Kronzeuge

Ich hatte vor drei Jahren eine Gangrän an der großen Zehe des rechten Fußes. Der Hausarzt wollte eine umfassende Diagnose und wies mich deshalb in eine Klinik ein. Dort lag ich 12 Wochen. Man sprach schließlich von Amputation. Ich erfuhr während dieser Zeit von anderen Behandlungsmethoden, wie der Ozon-Therapie. Meine Frau erzählte dem leitenden Arzt des Krankenhauses davon. Er ging aber zunächst nicht darauf ein. Nach vieler Mühe kam es schließlich zu einem Gespräch zwischen dem Chefarzt des Krankenhauses und meinem Hausarzt. Sie sprachen über die Ozon-Therapie sowie Art und Schwere meiner Erkrankung. Auf Anraten meines Hausarztes wurde ich auf eigenen Wunsch und eigene Verantwortung dann aus dem Krankenhaus ungeheilt entlassen. In der Praxis meines Arztes wurden mir dann in die Schlagader der Leistenbeuge Ozon-Einspritzungen gegeben. Nach drei Monaten war die Wunde am rechten Fuß geschlossen. Zwei Monate später konnte ich wieder laufen und schwimmen, genau wie vorher, hatte keine Schmerzen und keine Beschwerden. Von Amputation war nun keine Rede mehr. Auch die Nachuntersuchung durch den Chefarzt des Krankenhauses ergab eine vollkommene Heilung der Durchblutungsstörung. Regelmäßig, etwa jedes halbe Jahr, wird die Durchblutung in meinen beiden Beinen gemessen. Je nach Notwendigkeit erhalte ich wieder zwei bis vier Ozon-Einspritzungen in die Schlagader (Prof. B., Frankfurt Main).

Das muß man zuerst wissen

Ozon ist ein heute vielzitiertes Wort. Als schmückendes Beiwort steht es gleichsam für den Qualitätsbegriff »Gesundheit«. Fast jede Kurverwaltung macht mit der ozonreichen Luft Reklame. Um die Erkenntnisse der tatsächlichen Verhältnisse des Einflusses von unterschiedlichen Ozonbeimengungen der Luft auf die Gesundheit des Menschen bemühte sich ein Leben lang der deutsch-amerikanische Arzt Dr. Curry.

Aber die Ozon-Therapie ist nur möglich in Verdünnung mit Sauerstoff. Luft würde durch ihren Stickstoffanteil gefährliche Situationen schaffen. Behandelt wird mit dieser therapeutischen Ozonverdünnung zum Beispiel das Raucherbein und die Leberentzündung. Bei äußerer Anwendung werden die erkrankten Körperteile mit einem Kunststoffbeutel umgeben, in den Ozon geleitet wird. Sehr häufig wird Ozon als Injektion angewendet, gelegentlich auch als Darmeinlauf. Auch das Trinken von Ozonwasser hat sich bewährt. Rund 700 Ärzte in der Bundesrepublik praktizieren diese Methode. Nach ihren Aussagen ist die Ozon-Therapie absolut ungefährlich und unschädlich, dabei aber hochwirksam.

Das interessiert am meisten

Die behandelnden Ärzte erklären, daß es keine Kontraindikationen gibt, also keine medizinischen Gründe, auf die Therapie zu verzichten. Bei allen Sauerstoffmangelzuständen bietet sich die Ozontherapie an. Raucherbeine beispielsweise müssen etwa halbjährlich weiterbehandelt werden. Mit Hilfe der Ozon-Therapie – so wird behauptet – können Patienten vor der Amputation bewahrt werden. Neben den reinen Durchblutungsstörungen sahen die Mediziner auch Erfolge bei der Behandlung der verschiedensten Geschwürbildungen, von Abszessen und infizierten Wunden.

Ozon hat eine starke bakterientötende Wirkung, die oftmals auch den Penicillinen überlegen sein soll.

Ausgenützt wird dies bei der Trinkwasser- und Schwimmbadwasserentkeimung sowie der Frischhaltung von Lebensmitteln. Als dankbares Anwendungsgebiet wird ferner die therapieresistente Geschwürbildung im Dickdarm bezeichnet. Auch in der Zahnheilkunde hat die Ozontherapie dank ihrer keimtötenden und die Wundheilung beschleunigenden Wirkung überraschende Heilerfolge aufzuweisen.

Wer und was steckt dahinter?

Der Züricher Zahnarzt Dr. Fisch gab die Initialzündung für moderne Ozon-Therapie. Von ihm wurde der seinerzeit berühmte Direktor der Chirurgischen Universitätsklinik in Leipzig, der Geheime Medizinalrat Prof. Dr. E. Payr, mit einer Ozonbehandlung von einer Zahngangrän geheilt. Payr war davon so überzeugt, daß er eigene Forschungen begann und anläßlich des Deutschen Chirurgenkongresses 1935 in Berlin ausführlich berichtete. Die Methode krankte jedoch zunächst an technologischen Schwierigkeiten. So zer-

fielen die Gummischläuche unter der Einwirkung des Ozons wie Zunder.
Diese technologischen Schwierigkeiten verhinderten zunächst eine Durchsetzung der Methode.
Erst nach dem Zweiten Weltkrieg wurden Kunststoffe entwickelt, die nicht durch Ozon zersetzt werden. Jetzt erinnerten sich einige Mediziner und Physiker wieder an die therapeutischen Möglichkeiten des Ozons.
Entdeckt wurde das Ozon bereits 1840 von dem Baseler Chemiker Schönbein. Er gab dem farblosen Gas den Namen Ozon, nach dem griechischen »ozein«, das heißt riechen. Der Geruch, der beim Einschlagen des Blitzes auftritt, war schon den alten Griechen aufgefallen. Neben diesen elektrischen Entladungen in der Luft, durch die Ozon erzeugt wird, produziert auch die energiereiche UV-Strahlung der Sonne eine Ozonhülle, die die Erde in etwa 30 Kilometer Höhe umgibt, sie wärmt und schützt. Erst dadurch ist organisches Leben auf unserem Planeten möglich.
Darüber hinaus tritt auch bei der Höhensonnenbestrahlung der charakteristische Ozongeruch auf.
Die Ärzte verwenden allerdings nicht Luft als Ausgangsbasis der Ozonerzeugung, sondern medizinalen Sauerstoff.
Natürlicher molekularer Sauerstoff hat zwei Atome. Eine elektrische Entladung wandelt einen kleinen Teil dieses Sauerstoffes in ein Molekül mit drei Atomen um. Die chemische Formel für Ozon ist also O_3, der molekulare Sauerstoff hat die Formel O_2.

Wie erklären sie es?

Das gasförmige Ozon geht mit dem Blut momentan eine chemische Verbindung ein. Es wirkt also nicht das Ozon selbst sondern das Reaktionsprodukt aus Ozon und Blut als Heilmittel. Nach den Untersuchungen von Prof. Albers, dem früheren Leiter des Instituts für therapeutische Chemie der Universität Mainz, reagiert Ozon vor allem mit den ungesättigten Fettsäuren des Blutes. Es entstehen dadurch sogenannte Peroxide, das sind chemische Verbindungen, die viel Sauerstoff in besonderer Bindung enthalten und speziell dafür geeignet sind, den Sauerstoff vom Blut auf das Gewebe zu übertragen. Man nennt diesen Prozeß Katalyse. Die Peroxide schalten außerdem einen sogenannten Oxydationshemmstoff im Blut vorübergehend aus, wodurch mehr Sauerstoff ins Gewebe gelangt. Eine weitere Beobachtung wird von den behandelnden Ärzten mitgeteilt: Die Vorbehandlung einer Blutkonserve mit dem Ozon-Sauerstoff-Gasgemisch verhindert die Übertragung einer Hepatitis, einer Leberentzündung. Schon Dr. Wehrli, der Begründer der hämatogenen Oxydationstherapie, teilte 1957 in den »Transactions of the 6th Congress of the European Society of Haematology« mit, daß mit Hilfe dieser Methode eine Übertragung von Viruserkrankungen bei Bluttransfusionen zuverlässig verhindert wird. Dr. Wehrli erklärte: »Bei den von unserer Statistik erfaßten 10000 Transfusionen hatten wir keinen einzigen Fall einer Hepatitis oder eines Ikterus.« Von der Ärztlichen

Gesellschaft für Ozon-Therapie e. V. wird daher die Forderung erhoben: Jede Transfusion von Blut muß mit Ozon vorbehandelt werden.

Was sagt nun die Schulmedizin?

Auf offizielle Anfrage an den wissenschaftlichen Beirat der Bundesärztekammer konnte kein Hochschullehrer genannt werden, der sich mit diesem Fragenkomplex wissenschaftlich auseinandergesetzt hat. In der Zeitschrift »Ärztliche Praxis« 32/74 äußerte Dr. med. M. Marshall von der Medizinischen Universitäts-Poliklinik in München starken Zweifel an der Wirksamkeit der Methode, die er auch gegenüber dem ersten Vorsitzenden der »Ärztlichen Gesellschaft für Ozon-Therapie e. V.«, Herrn Dr. med. Hans Wolff, aufrechterhielt: »Keine der Arbeiten stützt sich auf überzeugende, kontrollierte klinische Vergleichsstudien ... Einzelfälle beweisen schließlich gar nichts; eine Überlegenheit gegenüber weltweit anerkannten Therapieformen können wir aufgrund unserer umfangreichen praktischen klinischen Erfahrung keineswegs erkennen ... Da alle Ozontherapeuten auf strenge Raucherabstinenz achten, muß gefragt werden, ob nicht hier der wertvollste therapeutische Effekt liegt!«
Darauf antwortete Dr. Wolff, daß 1966 umfangreiche Arbeiten aus der dritten chirurgischen Klinik der Medizinischen Fakultät der Hochschule Sofia in Bulgarien von Frau Dr. Tabakova veröffentlicht worden sind. Sie berichtete dabei über etwa 600 Fälle und kam zu folgendem Schluß: »Die Ozontherapie stellt ein außergewöhnlich gutes und erfolgreiches physiologisches Heilverfahren dar, besonders bei Gefäßerkrankungen. Dabei kann die Ozon-Therapie als direkte und selbständige Therapie erfolgen. Sie kann aber auch als Hilfstherapie mit anderen Behandlungsmethoden kombiniert und synchronisiert werden oder aber im Wechsel mit solchen Methoden angesetzt werden. Deshalb sollte sie in den angegebenen Fällen als Behandlungsmethode Allgemeingut der Medizin werden.«
Weiterhin konnte Dr. Wolff eruieren, daß nach eigenen Aussagen in der Münchner Klinik nie eine praktische Ozontherapie durchgeführt wurde. Herr Dr. Wolff schlug deshalb Herrn Dr. Marshall vor, selbst Erfahrungen mit der Ozon-Therapie zu sammeln.

i Informationen für den Patienten

Etwa 700 Ärzte wenden diese Methode in Deutschland an. Die
Ärztliche Gesellschaft
für Ozontherapie e. V.
6000 Frankfurt
Hammanstraße 10,
in der etwa 100 Ärzte zusammengeschlossen sind, führt bei ärztlichen Fortbildungskongressen selbst eigene Lehrgänge durch, um die bisher in dieser Methode noch nicht geschulten Ärzte auszubilden. »Ozon wird nicht monoman oder unkritisch angewendet, sondern, dosiert und gezielt wie jedes andere Medikament auch«, sagte Dr. Wolff.

Kostproben aus den Diätküchen

Jeder schwört auf *seine* Methode, jeder glaubt, mit ihr Krankheiten und Siechtum bannen zu können! Auch hier hat es im Laufe der Jahrzehnte unter dem Einfluß neuer ernährungsphysiologischer Erkenntnisse wechselnde Modeströmungen gegeben. Besonders schwedische, deutsche und schweizerische Ärzte haben spezielle Diätformen entwickelt, die oft mit dem Hinweis » . . . nach Dr. Soundso« die Güte symbolisieren sollen. Aber auch Laien wurden durch mancherlei Zufälle Begründer von Diätkuren, die sich sogar nach mehr als einem Jahrhundert noch größter Beliebtheit erfreuen und deren Heilerfolgen schließlich auch die Krankenkassen ihre finanzielle Anerkennung nicht versagten. So wurde aus manchem Außenseiterverfahren ein etablierter Kurbetrieb.

Schrothkur

Eine dieser Laien-Kuren, von der die Außenstehenden meistens immer soviel wissen, daß man dabei sehr viel Wein zu trinken erhalte, ist die Schrothkur. Willensschwachen Menschen und Psychopathen rät Kurarzt Dr. med. E. Hesseln dringend von einer solchen Kur ab. Daraus geht also bereits hervor, daß die Kurmethode des Fuhrmanns Johann Schroth, 1798 geboren, zwar nicht unbedingt eine Roßkur sein muß, aber doch etliche Willensstärke vom Patienten verlangt.
Es handelt sich um eine Stoffwechselkur mit einer radikalen Entschlackung und Entgiftung des Organismus, die mit Gewichtsabnahme verbunden ist.

Aus der Naturbeobachtung entwickelte Johann Schroth seine Heilmethode. Er selbst war am Knie durch den Hufschlag eines Pferdes verletzt worden und behandelte das versteifte Knie mit feuchtwarmen Umschlägen. Er sah auch, daß seine Pferde das Futter verweigerten, wenn sie krank waren. Die Natur schont also den kranken Organismus. Johann Schroth war nicht nur ein guter Beobachter von Mensch und Tier, sondern nutzte die Erfahrungen auch bei kranken Menschen. So wurden feuchte Wärme und Nahrungsentzug, zum Teil sogar Flüssigkeitsentzug, die Grundlagen der Schrothkur.
Die Ernährung ist fett-, eiweiß- und kochsalzfrei. Sogenannte Trockentage werden durch Trinkperioden abgelöst. Der Speiseplan eines großen Trinktages sieht folgendermaßen aus:

früh:
Kräutertee mit Kurgebäck

mittags:
Gemüsesuppe, Reis mit Weinschaum oder Reis garniert

nachmittags:
ab 15 Uhr 1/8 Liter Glühwein und bis zu 1 Liter Wein (bis 24 Uhr)

abends:
Kurgebäck (Toast, Leinsamenbrot, Zwieback oder Knäckebrot), belegt mit Petersilie oder Schnittlauch

Und am Trockenruhetag steht auf dem Diätplan:

früh:
1/8 Liter Glühwein oder Kräutertee

mittags:
Pflaumen eingeweicht mit Kurgebäck

abends:
1 Glas Saft aus 2 Orangen und 1 Zitrone oder Grapefruit (aus frischen Früchten gepreßt) mit Kurgebäck, belegt mit Petersilie oder Schnittlauch; 1–2 Kurdrinks.

Die Mediziner sprechen hier von einer Gewebs-Drainage, das heißt, die Ablagerungen aus dem Bindegewebe werden mit Hilfe dieser Kur gleichsam ausgewaschen. Das wird sogar sehr deutlich an der Verfärbung der Wickeltücher und dem übelriechenden Schweiß des Patienten.
Die feuchten Packungen sind neben der Massage ein wichtiger Bestandteil der Schrothkur. Nach dem Glühwein oder Tee am Morgen wird der Patient für 2 1/2 bis 3 Stunden im Dunstbett so fachgerecht verpackt, daß er gleichsam im eigenen Saft schmort.
Daß vor der Behandlung eine gründliche Untersuchung des Patienten mit allen Mitteln moderner Diagnostik vorgenommen wird, versteht sich ebenso wie die ärztliche Überwachung während der etwa drei bis vier Wochen dauernden Kur.
Die Schrothkur mit ihrer Reduzierung auf 600 bis 700 Kalorien pro Tag hat nach Angaben der Kurärzte ein relativ großes Indikationsgebiet, insbesondere die chronisch entzündlichen Erkrankungen. Dr. med. E. Hesseln nennt folgende Erkrankungen: »Die chronischen Neben-

höhlenentzündungen, die chronische Mandelentzündung, Nierenbeckenentzündung, Blasenentzündung, entzündliche gynäkologische Erkrankungen, ferner Rheumatismus, Gicht, Fettsucht, Gallen- und Blasensteine, Abnutzungserscheinungen der Gelenke und degenerative Gefäßerkrankungen.«

Die Liste läßt sich beliebig verlängern, jedoch sollen die Grenzen der Behandlung nicht verschwiegen werden. Abzulehnen ist die Schrothkur bei erhöhter Schilddrüsenüberfunktion, schwerer Zuckerkrankheit, Lebererkrankungen im fortgeschrittenen Stadium, schweren Herzerkrankungen, Leukämie, Anämie, Tuberkulose, bei hochgradigem Nierenversagen, Psychosen und selbstverständlich auch bei Krebserkrankungen.

Die Schrothkur sieht sich auch als vorbeugende Gesundheitsvorsorge gegen die mannigfachen Zivilisationskrankheiten.

Mayr-Kur

Vielleicht noch drastischer setzt eine andere Heilmethode ihre Patienten auf Sparflamme: die Mayr-Kur. Um es einmal ganz banal zu sagen: trockene Semmeln in Scheiben geschnitten sind ein Hauptbestandteil dieser Kur, aber – es gibt Abstufungen.

Der österreichische Arzt Dr. Mayr, er stammt aus der Steiermark und wurde 90 Jahre alt, entwickelte nicht nur eine spezielle Diät, sondern schuf auch ein System der Vorfeld-Diagnostik. Es erlaubt – so sagen die Mayr-Ärzte – die Erkennung von Krankheiten zu einem Zeitpunkt, an dem auch mit den modernsten bio-chemischen Untersuchungsmethoden die Anzeichen der Krankheit noch nicht zu diagnostizieren sind.

Dr. Mayr war ein guter Beobachter und hat gleichsam aus vielerlei Mosaiksteinen von Normwerten an gesunden Menschen ein »Idealbild der Gesundheit« zusammengefügt.

Er hat sozusagen eine Schablone entwickelt, neben die er – symbolisch gesehen – den Patienten stellte, wenn er mit der Untersuchung begann. Und dann zog er Vergleiche – so ähnlich wie beim Diagnose-Test am Auto.

Diese Diagnostik der Gesundheit zielt auf die Erfassung sämtlicher verbesserungsmöglichen Abweichungen vom optimalen Gesundheitszustand.

Sie besteht im wesentlichen aus vier Teilen:

1. Humoraldiagnostik
(Beurteilung des Zustandes der Körpersäfte), so Farbe, Oberfläche, Spannkraft und genereller Zustand der Haut und Schleimhaut (gelb-graustichig, blaurot, Verquellung, Ödem, Cellulitis, Verschlackungszeichen), der Fingernägel (brüchig, rillig, gekerbt), der Haare (stumpf, fettig, ausfallend, schuppig), der Zunge (belegt, Landkarte, verquollen).

2. Diagnostik in aufrechter Haltung
Abnahme der Mayr-Maße, wie Halslänge, Schulterhöhe, Schulterblattabstand und andere, Brust- und Bauchumfang, Haltungsbeurteilung (7 Haupttypen, von denen gleich noch die Rede sein wird).

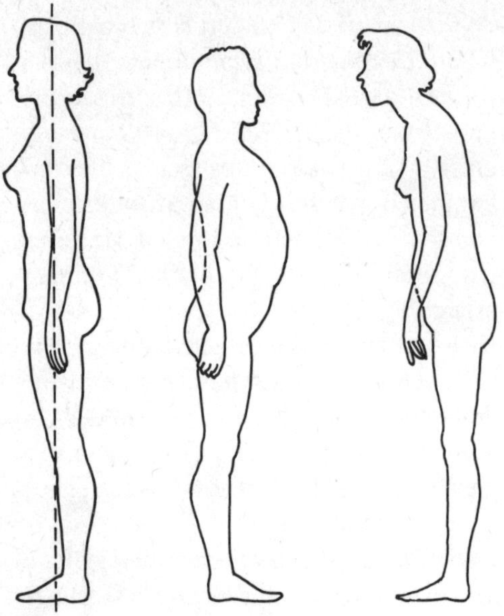

Normal-haltung Habacht-haltung Anlauf-haltung

3. Diagnostik im Liegen
zunächst die üblichen klinischen Untersuchungen, dann Maßabnehmen von Bauchgröße, Dünndarmmaß, Leistenhöhe.

4. Organbeurteilung
wie Zustand von Magen, Leber, Dünn- und Dickdarm. Dann erst erfolgt die Anamnese, das heißt, die Befragung des Patienten nach seinen Beschwerden. Anschließend stellt der Mayr-Arzt die Prognose, nämlich welche Leiden des Patienten mittels der Mayr-Kur rückbildungsfähig sind.
Nach Dr. Mayr geht ein großer Teil der Krankheiten vom Verdauungsapparat aus, genauer gesagt, vom Darm. Schon der römische Schriftsteller Plinius prägte den Satz: »Es ist der Bauch, für dessen Befriedigung ein großer Teil der Menschen arbeitet – und der die meisten Leiden für die Menschheit bringt.« Darmträgheit oder Störungen im Bereich des Verdauungsapparates erkennt der geschulte Mayr-Arzt bereits an den schon erwähnten Haupttypen, deren fehlerhafte Körperhaltung durch typische Bezeichnungen charakterisiert wird. So unterscheidet der Mayr-Arzt die Habachthaltung, die Anlaufhaltung, die Entenhaltung, die lässige Haltung, die Sämannhaltung, die Großtrommelträgerhaltung.
Es handelt sich dabei nach Mayr um sogenannte Ausweichhaltungen, die durch Darmschädigungen bedingt sind.
Zwei Wege zur Wiedergesundung sind nach Dr. Mayr möglich:

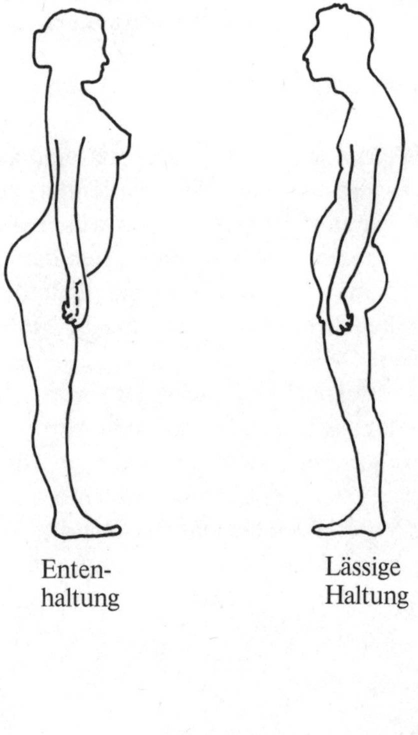

Enten-haltung Lässige Haltung

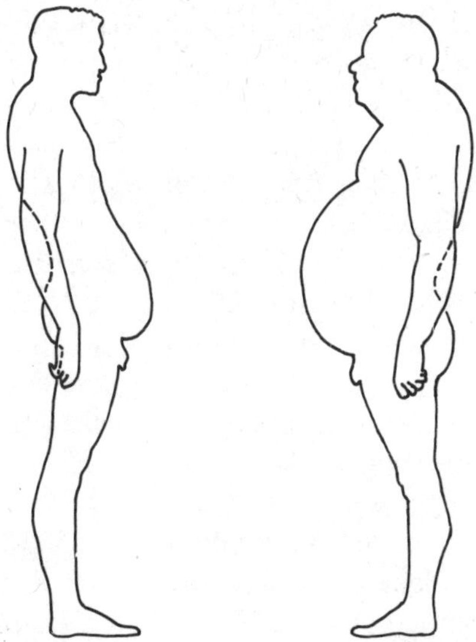
Sämann-
haltung

Großtrommel-
trägerhaltung

1. das Teefasten
2. die Milch-Semmel-Kur.

Dünngebrühte Kräutertees, Wasser oder Mineralwasser sind einzige »Nahrungsmittel« dieser Fastenkur, die je nach Maßgabe des Arztes auf wenige Tage begrenzt, aber unter Umständen auf drei Wochen ausgeweitet werden kann. Zusätzlich erfolgt eine sogenannte Tastmassage des Bauches, wobei bestimmte Darmabschnitte durch Druck bewegt werden. Diese Bauchbehandlung ist von Dr. Mayr auch als künstliche Zwerchfellbeatmung charakterisiert worden.
Die Milch-Semmel-Kur hat ebenfalls nichts anderes zum Ziel als die absolute Reinigung des Darms. Nach Mayr muß der Patient das Essen erst wieder richtig lernen. Entscheidend ist daher die Einspeichelung der Nahrung. Dazu dient die altbackene Kursemmel, die in fingerdünne Scheiben geschnitten wird. Das einzelne Scheibchen wird dann im Mund mit Speichel vermischt. Zu diesem Brei wird von einem Teelöffel Milch genippt oder, richtiger noch, abgesaugt; auch dann wird der Brei noch nicht heruntergeschluckt, sondern durch kräftige Kaubewegungen weiter vermischt.
Auch der abendliche Tee soll in gleicher Weise, das heißt, löffelweise, geschluckt werden. Gewarnt wird vor einer Selbstbehandlung, da nur ein in der Mayr-Kur ausgebildeter Arzt über die Dauer des Teefastens und der Semmel-Kur entscheiden kann. Wer Diät- und Eßfehler vermeidet, kann mit einem Erfolg rechnen.

Trennkost nach Hay

Nicht ganz alltäglich auch ist eine Diät, die unter dem Begriff Trennkost nach Hay bekanntgeworden ist. Sie soll auf dem Weg über den Verdauungsapparat heilungsfördernd wirken. Der amerikanische Arzt W. H. Hay ging dabei von der Überlegung aus, daß eine gesunde Ernährung vom entsprechenden Verhältnis anorganischer Säuren zu anorganischen Basen in der Nahrung abhänge. Er trennte – daher Trennkost – scharf Eiweiß von Kohlehydraten bei den einzelnen Mahlzeiten.
Nach seiner Ansicht führen die gemischte Ernährung und die damit zur Verdauung notwendigen Säure- und Basenlösungen

zu Darmgärung und Völlegefühl. Er unterscheidet daher: Eiweißmahlzeit und Stärkemahlzeit. Fleisch oder Fisch, Eier oder Käse gehören zur Eiweißmahlzeit; zur Stärkemahlzeit die Kohlehydrate Kartoffeln, Brot oder Mehlprodukte. Beide Mahlzeiten können noch durch sogenannte neutrale Nahrungsmittel ergänzt werden. Dr. Hay verstand darunter alle Gemüse außer Grünkohl und Schwarzwurzel, ferner Salate, Quark, Rahm, Rahmkäse und Eigelb.

Diese Form der Diätkur setzt allerdings voraus, daß der Patient zunächst entsäuert wird. Das bedeutet: ungefähr drei Wochen eine Ernährung, die sich nur aus Milch, Gemüse und Obst zusammensetzt. Der Mediziner nennt das eine Basenmahlzeit. Durch Urinprüfung stellt der Arzt den Zeitpunkt der Alkalisierung fest.

Das Gesundschrumpfen kennt vielerlei Variationen, die medizinische Gleichung ist fast immer dieselbe: Mäßigkeit + Vernunft = Gesundheit.

Während viele dieser Kuren auf ein breites Spektrum der verschiedensten Krankheiten gerichtet sind, konzentrieren sich einige Diätkuren auf ganz bestimmte Krankheiten oder Krankheitsbereiche, in einem Fall auf eine Krankheit, deren Heilungschancen von der Schulmedizin als begrenzt angesehen werden: die multiple Sklerose sowie Stoffwechselkrankheiten.

Evers-Diät

Hier behauptet die Evers-Diät, bemerkenswerte Heilerfolge erzielt zu haben. Der Landarzt Dr. med. Joseph Evers hat nach seinen Angaben in den letzten 35 Jahren weit über 15000 Multiple-Sklerose-Patienten nach der Evers-Diät behandelt. Sein Grundsatz: »Laß die Nahrungsmittel so natürlich wie möglich.« Die naturheilkundliche Behandlung basiert auf einer strengen natürlichen Rohkost. Milch beispielsweise darf nicht über 37 Grad erwärmt und ebensowenig wie die Butter pasteurisiert sein. Der regelmäßige Verzehr von gekeimten Körnerfrüchten ist ein wichtiger Bestandteil der Evers-Diät. Nicht erlaubt sind moderne Rohkostplatten, Salate, Rhabarber, Spargel und Blumenkohl sowie Kartoffeln in jeder Zubereitung. Auf der Verbotsliste stehen außerdem alle Genußmittel wie Alkohol, Nikotin oder Bohnenkaffee, sogar Kaffeersatz, Kakao und Tee. Auch Zucker, Salz, Essig, Senf und Pfeffer sind vom Speiseplan gestrichen.

Dr. Evers hält die multiple Sklerose für eine ernährungsbedingte Stoffwechselkrankheit, hervorgerufen durch Konservierung und Denaturierung der Nahrungsmittel. Im Frühstadium behauptet Dr. Evers bis zu 95 Prozent Heilerfolge. Die Evers-Diät muß jahrelang durchgeführt werden, die Menge der verzehrten Nahrungsmittel haben die Patienten in eine Tabelle einzutragen und Dr. Evers mit einem kurzen Krankenbericht einmal im Monat zuzusenden.

Milchsaure Ernährung nach Kuhl

Eine andere spezielle Diätkost ist darauf abgestimmt, eine der großen Krankheiten der Menschheit zu verhindern: die Krebskrankheit. In der Reformkost als die milchsaure Ernährung nach Dr. J. Kuhl bekannt.

Der Grundgedanke dieser Heilbehandlung ist, daß es sich bei der Krebskrankheit um eine chronische Milchsäure-Stoffwechselstörung handeln müsse. Daher muß nach Dr. Kuhl die Zufuhr aller Ernährungsstoffe, die Milchsäure im Organismus bilden, verhindert werden. Kohlehydrate wie Mehl, Stärke und Zucker, aber auch Kartoffeln sind danach weitgehend einzuschränken. Zur Ausleitung der bereits in den Geweben abgelagerten Milchsäure werden empfohlen: Buttermilch, Joghurt, Sauerkraut, Sauermilch sowie milchsaure Gemüse und Säfte.

Die Ernährung basiert auf einer Rohkost von biologisch gedüngten Böden, in der Vitamine, Mineralstoffe und Spurenelemente ausreichend vorhanden sein müssen. Eine große Rolle spielt in dieser Diätkost der Rote-Beete-Most, von dem behauptet wird, daß er einen günstigen Einfluß auf ein Krebsleiden habe. Ferner werden naturreine Öle empfohlen, die Linolsäure enthalten; Vorkommen in Maiskörnern, Leinsamen, Walnuß- und Sonnenblumenkernen. Linolsäure stützt nach Dr. Kuhl das Zellatmungssystem; weitere Folgerung: ein intaktes Zellatmungssystem ist nicht krebsanfällig.

Die im Schrifttum zuweilen auch als krebsheilende Kost bezeichnete milchsaure Ernährung sollte allerdings mit größter Zurückhaltung bewertet werden. Die zwar behauptete Beweisbarkeit, aber unzureichende wissenschaftliche Überprüfung lassen zu viele Zweifel offen. Wer behauptet, Krebs heilen zu können, sollte die Beweise einem Krebsforschungszentrum vorlegen. Man dürfte wohl kaum daran zweifeln, daß jeder verantwortungsbewußte Wissenschaftler auch die Thesen und Theorien eines sogenannten Außenseiter-Mediziners gewissenhaft prüfen würde.

Kleines Lexikon weiterer Außenseitermethoden

Aderlaß

Will man dem Körper Blut entziehen, so halten die Naturheilärzte immer noch den Aderlaß für die einfachste und zweckmäßigste Methode. In der Vergangenheit waren Aderlaß und Klistier allerdings bis zum Extrem betriebene Heilmethoden. Von dem französischen König Ludwig XIV., dem Sonnenkönig, wird berichtet, daß ihn seine Ärzte bis zur Erschöpfung zur Ader ließen. Er ertrug diese Roßkuren jedoch zum Wohle Frankreichs mit großer Geduld.

Unterschieden wird zwischen dem kleinen, dem mittleren und dem großen Aderlaß: Mengen bis zu 200 ccm, bis zu 500 ccm und 1000 ccm. Der kleine Aderlaß soll bei Stoffwechselstörungen, Hautkrankheiten, Regelstörungen und Gelenkentzündungen eine günstige Wirkung ausüben. Vom mittleren Aderlaß erhoffen sich die Naturheilärzte eine Besserung bei Lungenentzündungen und fieberhaften Erkrankungen. Generell schreibt man dieser Heilmethode einen therapeutischen Effekt bei Blutdruckerhöhung, Schlaganfall, bei allen Erregungszuständen und Nervenerkrankungen zu. Auch Krampfzustände wie Migräne oder Asthma, ferner Nierenstein-Leiden, Harnvergiftungen und Beschwerden in den Wechseljahren sollen durch Aderlässe gemildert werden.

Die Methode ist denkbar einfach. Aus einer Vene in der Armbeuge wird mit einer Spritze oder Aderlaßkanüle Blut entnommen, wie sonst zur Untersuchung oder zur Blutspende.

Baunscheidtismus

Ein im allgemeinen sehr unbeliebter Blutsauger brachte einen Mechanicus des vergangenen Jahrhunderts auf eine Idee. Carl Baunscheidt (1809–1874), der übrigens auch die Konstruktion des damaligen Infanteriezündnadelgewehrs verbesserte, litt infolge eines Gichtleidens an einer schmerzhaften Versteifung des rechten Armes und der Hand. Nun kommt die hübsche Legende: Sommertag! Stechmücken schwirren! Stechen die Biester doch die schlimme Hand des genialen Erfinders. Aber überraschendes Ergebnis: Hautrötung, doch die Schmerzen in der Hand und im Arm verschwinden.
Naturbeobachtungen waren ja in der Geschichte der Entdeckungen oft schon der Anlaß von naturwissenschaftlichen, technischen oder medizinischen Fortschritten. Durch Zufall hörte Baunscheidt auch von dem chinesischen Heilverfahren der Akupunktur, über das ihm ein Missionar Wunderdinge erzählte. So entstand in der Werkstatt des Mechanikers Baunscheidt das »Dermatobiotikon«, der Hautbeleber, ein Gerät mit 33 feinen Nadeln auf einer Scheibe und einer Spiralfeder. Mittels des Schneppers dringen die Nadeln dann ein bis zwei Millimeter tief in die Haut ein. Dieser Hautreiz wird noch gesteigert durch das Oleum Baunscheidtii, dessen ursprüngliche Zusammensetzung bis heute ein Geheimnis ist.
Hautreize haben in der Heilkunde von Naturvölkern schon immer eine große Rolle gespielt. Sie sollten den Krankheiten einen Ausgang schaffen.
Jahrzehntelang war auch der Baunscheidtismus eine sehr weit verbreitete Methode der Naturheilärzte. Seinem Entdecker hat dieses Verfahren ein Vermögen eingebracht, so daß er als Schloßherr der Burg Dottendorf bei Bonn die letzten Lebensjahre verbringen konnte, ehe er 1874 starb.
Ein engagierter Anhänger dieser Methode, der Arzt Dr. med. et phil. Georg Alfred Tienes, beschreibt in einem Buch »Der Baunscheidtismus« (Hippokrates Verlag, Stuttgart) die Wirkungen dieser Nadelung mit folgenden Worten: ». . . bezweckt mittels alsbald nachfolgender Veränderung und Steigerung der Nerventätigkeit und Anregung des krankhaft verlangsamten Stoffwechsels und des gestörten Zellebens die Wiederherstellung der normalen Organtätigkeit und damit der Gesundheit«. Die Wirkung sei im allgemeinen wohltätig, ein behagliches Wärmegefühl, beschleunigter Blutumlauf, stärkere Hautausdünstung, abnehmende Schmerzen und besserer Schlaf seien die Folgen.
Die Zahl der Krankheiten, die auf diese Weise geheilt werden könnten, füllen in dem Buch von Dr. Tienes mehrere Seiten. Von rheumatischen und neuralgischen Leiden, vor allem bei Trigeminusneuralgien, bis zu Hals-, Nasen-, Ohrenerkrankungen und sogar entzündlichen Augenleiden reicht die Liste der möglichen Behandlungen.
Gewarnt sei allerdings vor einer Selbstbehandlung, gewarnt sei vor euphorischen Erwartungen hundertprozentiger Heilerfolge. Mangelnde Sterilität und fehlendes

medizinisches Wissen könnten das Instrument in der Hand des Laien eher zu einer Gefahr für die Gesundheit werden lassen.

Biochemie

Eine abgekürzte Homöopathie. Die Theorien des Oldenburger Arztes Wilhelm Heinrich Schüßler (1821–1898) fußen auf der damals von Virchow vertretenen Lehre der Zellulartherapie. Schüßler sah alle Krankheiten als Ausdruck einer Erkrankung der Zelle an und zwar im Sinne einer Mangelstörung ihres Mineralstoffwechsels. Danach sind zwölf Mineralsalze für den menschlichen Organismus von lebenswichtiger Bedeutung:

1. Calcium fluoratum
2. Calcium phosphoricum
3. Ferrum phosphoricum
4. Kalium chloratum
5. Kalium phosphoricum
6. Kalium sulfuricum
7. Magnesium phosphoricum
8. Natrium muriaticum
9. Natrium phosphoricum
10. Natrium sulfuricum
11. Silicea
12. Calcium sulfuricum

Die Salze werden bei den entsprechenden Mangelkrankheiten in homöopathischer Verdünnung beziehungsweise Verreibung gegeben. Schüßler arbeitete mit D 6 als Verdünnung (siehe Kapitel Homöopathie), nur bei drei Mineralsalzen verwendete er die Potenz D 12. Die Arzneimittelwahl für die einzelnen Krankheiten wird bestimmt durch das homöopathische Arzneimittelbild. Die Arzneimittel dürfen nicht gemischt werden und müssen einzeln in bestimmten Zeitabständen eingenommen werden. Nach Schüßlers Lehre können alle Krankheiten mit einem der zwölf Mineralsalze behandelt werden; darauf ist der Begriff zurückzuführen: abgekürzte Homöopathie.

Blutegelbehandlung

In manchen Apotheken sieht man heute noch Gläser mit Blutegeln, den »Hirudo officinalis«, wie der lateinische Name für den Blutegel lautet. Seit über 2000 Jahren gilt dieses Mitglied aus der Familie der Ringelwürmer als beliebtes »Zugpflaster« bei entzündlichen Erkrankungen und Blutstauungen.

Eine Blutegel-Behandlung wird vor allem empfohlen bei Stoffwechselstörungen, Arteriosklerose, Gefäßkrämpfen wie Angina pectoris oder Migräne, bei hohem Blutdruck, Kreislauf-Thrombosen, allen Vergiftungszuständen und Lymphstauungen, Krampfadern, Unterschenkelgeschwüren, Regelstörungen.

Abgeraten wird von einer Behandlung bei starken Blutungen, Blutergüssen, Quetschungen oder Blutarmut. Blutegel »schlucken« rund 15 ccm Blut, durch Nachblutung gehen etwa 50 ccm insgesamt verloren.

Die Naturheilkundigen sagen, daß durch die Blutegel-Behandlung die Blutzirkulation verbessert, der Säftefluß beschleunigt werde und entzündliche Flüssigkeitsansammlungen schneller zum Abfluß gebracht würden. Entscheidend trage ein blutgerinnungshemmender Stoff, das Hirudin, dazu bei.

Das Blutegel-Ansetzen will gelernt sein. Das Gefäß, in dem die Tiere aufbewahrt werden, darf nicht luftdicht verschlossen sein, auch Blutegel brauchen Luft zum Überleben.

Die Stellen, an denen die Blutegel angesetzt werden sollen, dürfen nicht mit Alkohol oder irgendeinem anderen Desinfektionsmittel abgerieben, sondern nur mit heißem Wasser und milder Seife abgewaschen werden. Danach ist die gereinigte Stelle intensiv mit Wasser abzuspülen. Blutegel mögen weder Seife noch Alkohol. Sie weigern sich dann einfach, ihre medizinische Pflicht zu erfüllen.

Das Kunststück, sie an die richtige Stelle zu plazieren, ist gar nicht so schwer. Man nehme ein Likörglas, gut gereinigt, lege jeweils einen Blutegel hinein und stülpe das Glas über der Behandlungsstelle um; fest andrücken und langsam erst abziehen, wenn nach etwa 30 Sekunden der Blutegel angebissen hat. Sie merken es am kurzen, stechenden Schmerz. Nach einer guten Viertelstunde, manchmal dauert es auch eine dreiviertel Stunde, fällt der Blutegel oder fallen die Blutegel von selbst ab. Im allgemeinen werden vier bis acht Tiere angesetzt, maximal etwa zwanzig Blutegel.

Blutegel-Zeit sind die Vormittagsstunden, da aus der Bißwunde ständig etwas Blut und Lymphe austritt. Und diesen Abfluß sollte der Patient nicht unterbrechen, nur sterilen Mull und Zellstoff auf die Wunde legen. Zwischen fünf und acht Stunden dauert im allgemeinen die Nachblutung. Erst nach 14 Tagen sollte die Prozedur wiederholt werden.

Wie bereits unter dem Kapitel »Neuraltherapie« angesprochen, unterscheidet die Medizin auf der Haut ganz bestimmte Zonen, die Headschen Zonen; ein Londoner Arzt namens Henry Head (1861–1940) hat sie entdeckt. Danach stehen bestimmte Bezirke auf der Haut, eben jene Headschen Zonen, durch Nervenverbindung in Wechselbeziehung zu bestimmten Organen. Das heißt, über den Behandlungseinfluß eines bestimmten Hautbezirkes nimmt der Arzt auch Einfluß auf die Behandlung eines dazugehörigen Organs. Das haben frühere Heilkundige rein intuitiv erfaßt, als sie beispielsweise eben durch das Ansetzen von Blutegeln nicht nur äußerliche Entzündungen heilten, sondern auch ein Leber- oder Gallenleiden günstig beeinflußten.

Fachleute raten davon ab, die Blutegel mit Salz oder Zucker zu bestreichen, damit sie vorzeitig abfallen; nun, wenn aus irgendeinem Grunde die Behandlung unterbrochen werden muß, weiß man jedenfalls, wie man die Tiere von ihrem blutsaugerischen Treiben abbringen kann. Da die Pflege als sehr schwierig bezeichnet wird, empfiehlt Dr. Bottenberg in einem Merkblatt, den Blutegel in Essig abzutöten.

Canthariden-Pflaster

Der Name weckt Assoziationen an die Hexenküchen des Mittelalters: Spanischfliegen-Pflaster oder Canthariden-Pflaster. Auch eine Salbe gleichen Namens gibt es. Dieses Pflaster wird auf die Haut in der Nähe des erkrankten Organs aufgelegt. Nach vierundzwanzig Stunden entsteht eine Blase, eine Entzündung. Eine meist wasserklare Flüssigkeit wird entweder mit steriler Spritze aufgesogen und dem Patienten wieder injiziert oder die Blasenhaut abgetragen und die Entzündung gleichsam am Kochen gehalten. Damit soll das Entweichen von Krankheitsstoffen erleichtert werden. Nach anderen Theorien wird über die Headschen Zonen ein Heilreiz auf das dieser Zone zugehörige Organ ausgeübt. Naturheilärzte sprechen vom Aderlaß am Lymphsystem. Auch hier sollte der Patient eine Eigenbehandlung nicht riskieren, gewarnt seien vor allem Nierenkranke, denen von einer solchen Behandlung abgeraten wird.

Eigenblutbehandlung

Unspezifische Umstimmungstherapie, wobei aus der Vene entnommenes Blut in die Gesäßmuskulatur oder in kleinerer Dosierung *sofort* unter die Haut injiziert wird. (Behandeltes Eigenblut: siehe Kapitel Hämatogene Oxydations-Therapie und Ozon-Therapie.) Ziel der Behandlung: Stärkung der Abwehrfunktion des Organismus. Indikation: Blutvergiftung, Lungenentzündung und akute Infektionskrankheiten mit hohem Fieber. Als weitere Anwendungsgebiete werden unter anderem genannt: Asthma, Blutdruckerhöhungen, Depressionen, Furunkulose, Ischias, Migräne, Nervenreizungen und Schlaganfälle. Anzahl und Menge der Injektionen hängen von der Schwere des Krankheitsbildes ab; es werden von 0,1 ccm unter die Haut bis zu 10 ccm in die Gesäßmuskulatur gespritzt.

Endobionten

Nach der Lehre von Prof. Enderlein, Berlin, sind Viren, Bakterien und Pilze nur Entwicklungsstadien eines Parasiten. Es hängt von der Wirkungsstärke und dem Stadium des Parasiten ab, ob er Krankheiten hervorruft. Beispiel: der Tuberkuloseerreger kommt in drei verschiedenen Stadien vor, als Virus, Bazillus und Schimmelpilz. Auch der Krebserreger (Endobiont) wird nach Prof. Enderlein in den Entwicklungsstadien Virus, Bazillus, Pilz beobachtet. Auf dieser Theorie fußend, ist das Ziel der Behandlung, die krankmachenden Erregerformen zu ungefährlichen Primitivstadien zurückzuentwickeln. Prof. Enderlein verwendete dazu das Mittel Mutalin, das Primitivformen des Endobionten enthält. Wenn diese sich zusammen mit den höherwertigen Formen vermehren, bauen sie diese biologisch ab. Der Endobiont ist nicht nur für Krebsentstehung, sondern auch für Rheuma, Gicht, Zuckerkrankheit, Basedow, Arteriosklerose und Multiple Sklerose verantwortlich. Von der Wissenschaft wird die Enderleinsche Lehre abgelehnt.

Felke-Kur

Daß man die Haut nicht immer nur malträtieren muß, um Wirkungen hervorzurufen, bewies der evangelische Pastor

Leopold Emanuel Felke (1856 bis 1926), nach dessen Namen eine weitverbreitete und von den Anhängern begeistert akzeptierte Kur benannt wurde – die Felke-Kur.
Der »Lehmpastor«, wie er auch genannt wurde, machte den Mineralschlamm in Kombination mit Kaltwasserkuren und naturgemäßer Diät – Nüsse als Vorspeise – zu einer erfolgreichen Heilmethode.
Die Patienten liegen im Freien in sogenannten Lehmgruben, bis zum Bauch mit Lehm bedeckt. Der frisch angerührte Lehmbrei ist kalt. Badedauer: je nach Verordnung des Arztes eine halbe Stunde bei warmem Wetter, bei kühler Temperatur eine Viertelstunde. Auch Lehmtreten zum Training der Fußmuskulatur oder Lehmwickel – kalt – gehören zum Therapieprogramm.
Die Heilanzeigen sind umfangreich: Kreislaufstörungen, Erschöpfungszustände, Blutunterdruck, Bluthochdruck, Störungen des Klimakteriums, Prostataleiden, Stoffwechselerkrankungen, chronische Ekzeme, Lähmung nach Schlaganfall, Gelenkentzündungen, Venen- und Lymphstrangentzündungen sind nur einige jener Krankheiten, die durch die Felke-Kur – nach den Mitteilungen behandelnder Ärzte – beeinflußt werden können.

Fontanelle

Bedeutet in der Naturheilkunde: künstlich hervorgerufene bakterielle Hauteiterungen. Verschiedene Methoden: Blasenbildung auf der Haut durch Reizsalben oder sterile Fremdstoffe. Es werden ableitende und umstimmende Wirkungen im Organismus behauptet. Aderlaß am Lymphsystem.
Anwendung unter anderem bei: Trigeminus-Neuralgien, Kopfschmerzen, Angina pectoris und verschiedenen entzündlichen Erkrankungen. (Siehe auch: Canthariden-Pflaster).

Homöosiniatrie

Der deutsche homöopathische Arzt Dr. Weihe, der im vorigen Jahrhundert lebte, entdeckte ohne Kenntnis der chinesischen Akupunktur 195 Hautpunkte, die ebenso wie bestimmte Akupunkturpunkte, spontan oder auf Fingerdruck, schmerzempfindlich sind.
Sie entsprechen nach Weihe jeweils einem homöopathischen Arzneimittel, auf das die Kranken reagieren; das heißt, das den Akupunkturpunkten analoge homöopathische Arzneimittel wird entweder eingenommen und dazu die Punkte angestochen, oder aber die Akupunkturnadeln werden in das homöopathische Mittel eingetaucht und auf diese Weise über die Akupunkturpunkte dem Körper zugeführt. Anstelle der Nadeln können auch Injektionen gesetzt werden.
Von den 195 Weiheschen Punkten stimmen 163 mit chinesischen Akupunkturpunkten überein. Die Methode wurde daher Homöosiniatrie genannt. Insgesamt wurden 482 homöosiniatrische Punkte ermittelt, von denen 434 Punkte auf den Meridianen der chinesischen Akupunktur liegen.

Krebsdiagnostik

Zu den von Außenseitern angewendeten Blutuntersuchungsverfahren gehört die von Dr. von Brehmer eingeführte Diagnostik mit Hilfe des Blutparasiten Siphonosphora polymorpha, der durch Untersuchung des Blutausstriches festgestellt wird. In Verbindung mit dem pH-Wert des Blutes ergeben sich nach seiner Anschauung Beziehungen zu Rheuma und Krebserkrankungen, die diagnostisch verwertet werden können. Der Parasit ist jedoch kein Krebserreger.

Andere Verfahren diagnostischer Art benutzen die Papierchromatographie und das Kapillarbild. Dabei wird das Blut mit einem Biokatalysator versetzt und aus den dadurch im Kapillarsteigbild erzeugten Bildern wird die Diagnose ausgewertet, die sich auch auf andere Krankheiten beziehen kann, also nicht krebsspezifisch ist. Mit der gleichen Methode werden Arzneimittel getestet und ihr Kapillarbild festgestellt. Zusammen mit der Diagnose dient das der Wahl der geeigneten Arzneimittel im Einzelfall. Die Bilder geben nicht nur Auskunft über die Frage Krebs oder nicht, sondern auch Anhaltspunkte für Organerkrankungen.

Andere Verfahren arbeiten mit spektrographischen Blutanalysen, die vor allem die Mineralien und den Mineralhaushalt erfassen. Aus der Analyse werden nicht nur Schlüsse auf erkrankte Organe und die Art ihrer Erkrankung gezogen, sondern auch Anhaltspunkte gewonnen für arzneiliche Zufuhr und Ausgleich festgestellter Mängel im Mineralhaushalt.

Manuelle Lymphdrainage nach Vodder

Diese Methode hat eine weite Verbreitung gefunden und zu teilweise überraschenden Erfolgen geführt.

Dr. Emil Vodder ist ein dänischer Biologe und Physiotherapeut, der vor 40 Jahren die Halslymphknoten einer an chronischer Erkältung leidenden Patientin massierte, gegen alle Regeln ärztlicher Lehre der damaligen Zeit. Der Erfolg veranlaßte ihn, auch die Lymphknoten anderer Bereiche zu behandeln.

Das war der Anfang der manuellen Lymphdrainage, so wie sie heute gelehrt und praktiziert wird.

Das Lymphsystem ist gleichsam ein zweites Versorgungsnetz im Organismus, neben dem Blutkreislauf. Es hat Stoffwechselfunktionen, versorgt Zellen, die nicht unmittelbar an den Blutkreislauf angeschlossen sind, mit Sauerstoff und Nährstoffen und transportiert die Abbauprodukte wieder zurück in den Blutkreislauf, allerdings relativ schleppend im Vergleich zum Blutstrom, innerhalb 24 Stunden etwa 2 Liter Lymphe. Schließlich gehört die Infektionsabwehr zu den wichtigsten Aufgaben des Lymphsystems. Jeder wird sich an die geschwollenen Lymphknoten in der Achsel erinnern, wenn sich beispielsweise eine Wunde am Finger entzündet hat.

Von der normalen Zirkulation im Lymphgefäßsystem hängen also Heilprozesse und die Gesundheit schlechthin in entscheidender Weise ab. Atmung und Muskeldruck wirken unter anderem wie

ein Pump- und Saugsystem auf die Lymphgefäße und tragen zur Beförderung von Nährstoffen oder auch zum Abtransport von Schlacken bei.
In unserem bewegungsarmen Leben werden die Lymphgefäße freilich wenig in ihrer Funktion unterstützt. Und hier setzt die manuelle Lymphdrainage ein. Es sind spiralenförmig kreisende Pumpbewegungen von Daumen und Hand mit einem an- und abschwellenden Massagedruck auf der Haut. Die Bewegung ist monoton und langsam. Sie wird vom Patienten als angenehm empfunden. Über-Nacht-Heilungen darf der Patient allerdings nicht erwarten, denn diese Form der Behandlung erfordert viel Zeit und Geduld. Mögliche Anwendungsgebiete sind nach Angaben von Dr. Johannes Asdonk: Rheumatische Syndrome, Unfallfolgen, Hauterkrankungen, Ödeme und Regeneration.

Mineraltherapie

Im Verlauf der letzten Jahre hat ein Verfahren moderner Blutdiagnostik, die Spektralanalyse des Vollblutes, an Bedeutung gewonnen. Es geht dabei sowohl um die Einzelwerte von chemischen Elementen im Blut als auch um die Beziehungen der Elemente zueinander. Das erste Institut dieser Art befindet sich in Stuttgart. Dort werden die Elemente Natrium, Kalium, Calcium, Magnesium, Kupfer, Eisen, Aluminium und Zink und weitere zehn echte Spurenelemente im Blut routinemäßig untersucht. Die Beziehungen der Elemente zueinander können Aufschluß über Krankheitsgeschehen im Körper geben, und mit Hilfe einer gezielten Element-Substitutions-Therapie lassen sich nach Darstellung der praktizierenden Ärzte auch Krankheiten beeinflussen. Auch Frühschäden sollen sich auf diesem Weg biochemisch erkennen lassen.

Ponndorf-Impfung

Ebenfalls auf dem Boden der Umstimmungstherapie ist eine andere Behandlungsmethode gewachsen, die auch die Haut als Vermittlungsrelais für Heilreize verwendet: die Ponndorf-Impfung. Der Weimarer Arzt Ponndorf entwickelte eine Art Impfstoff aus Streptokokken, Pneumokokken, Staphylokokken und Tuberkelbazillen. Die Reaktionen sind ähnlich wie die nach einer Pockenimpfung. »Geimpft« wird allerdings perkutan, das heißt, die Haut wird leicht aufgeritzt. Der Impfstoff wird in die Haut eingerieben.
Das Ziel der Behandlung ist eine allergische Reaktion, gelegentlich von hohem Fieber begleitet. Der zeitliche Abstand der Impfungen wird dann vergrößert, bis der Arzt glaubt, die Umstimmung erreicht zu haben. Erfolge der Ponndorf-Impfung werden von Naturheilärzten bei folgenden Krankheiten angegeben: hartnäckige Furunkulose, verschiedene Formen von Hautausschlägen und Ekzemen, rheumatische Leiden und vegetative Dystonie.

Roeder-Behandlung

Nach dem Arzt Dr. Heinrich Roeder (1866–1918) praktizierte Methode der Mandelabsaugung mittels gläsernem oder metallenem Saugkopf. Dr. Roeder sah in den Mandeln ein Ausscheidungsorgan des Lymph-Systems. Das Absaugverfahren soll den Entgiftungsprozeß in den Gaumenmandeln unterstützen. Zusätzlich werden die Mandeln und die Nasenschleimhaut bei entzündlichen Prozessen mit einer sogenannten Roedertinktur auf homöopathischer Basis massiert. Es werden dazu spezielle mit Watte umwickelte Instrumente verwendet. Das Roedern soll unter Umständen eine operative Entfernung der Mandeln verhindern.

Schlenz-Behandlung

Die österreichische Laienbehandlerin Maria Schlenz (1881–1946) führte eine Fieber-Behandlung auf dem Prinzip der Überwärmung ein, das heißt, durch Überwärmungsbäder oder heiße Packungen. Den Schlenzbädern werden Auszüge aus blühenden Alpengräsern, zum Teil Auszüge aus Birkenblätterspitzen zugesetzt. Im Falle allergischer Hautzustände werden hautschonende Zusätze wie Zinnkraut oder Haferstrohauszüge verwendet. Die Wannen aus Lärchenholz sind zwei Meter lang, damit der Kranke darin flach liegen kann. Der Kopf wird mittels Stütze aus dem Wasser gehalten, Bade-Temperatur zunächst 36 Grad, wird in den nächsten 10 Minuten auf 39–43 Grad erhöht, je nach gewünschter Fieberhöhe. Das erzeugte Fieber liegt immer ein Grad unter Wassertemperatur. Badedauer mindestens 40 Minuten. Kopfkühlung durch kalte Kompressen. Nachschwitzen in einer Trockenpackung. Danach Abguß mit Wasser von 37 Grad. Nachruhe für mehrere Stunden. Wiederholung der Fieberstöße ein- bis dreimal in der Woche.

Heilanzeigen: Chronische, aber auch akut entzündliche Erkrankungen, rheumatische, Muskel- und Gelenkerkrankungen, Stoffwechselerkrankungen, Fettsucht, chronische Bronchitis, Allergien wie Asthma, Ekzeme und andere Hauterkrankungen.

Schröpfen

Immer noch verwendet werden Schröpfköpfe. Das sind Porzellan-, Glas- oder Tontöpfchen, mit einer Öffnung, die auf die Haut gesetzt wird. Nach Erwärmung oder Absaugen der Luft wird damit durch die Haut Blut angesaugt. Im Gegensatz zu diesen trockenen Schröpfköpfchen kennt der Naturheilarzt noch die Methode der blutigen Schröpfköpfe, dabei wird die Haut mittels eines Schneppers leicht verletzt und dann erst der Schröpfkopf aufgesetzt. (Siehe auch: *Aderlaß* und *Blutegelbehandlung*).

Symbiose-Lenkung

Die Fehler zivilisationsgeschädigter Kranker sucht auch eine andere Methode zu korrigieren, die zunächst ungewöhnlich scheint – die Symbiose-Lenkung. Schlagwort: Bakterien als Heilmittel! Das klingt beim ersten Hinhören wenig vertrauenerweckend, denn bei flüchtiger Erinnerung an altes Schulwissen denkt man zu allererst an Bakterien, die Krankheiten hervorrufen. Schlägt man jedoch ein Lexikon auf, dann liest man unter dem Stichwort Symbiose: Zusammenleben zweier Lebewesen zu gegenseitigem Nutzen.

In unserem Organismus lebt nun eine nicht mehr in Zahlen auszudrückende Menge von Keimen der verschiedensten Arten in Symbiose. In einem Gramm Darminhalt beispielsweise zählt man ungefähr eine Billion Keime. Die Existenz unseres Lebens hängt von der ausreichenden Zahl von Keimen ab, die in einem bestimmten Gleichgewichtsverhältnis zueinander stehen. Eine Abweichung von der normalen Symbiose, so formulierte es Dr. med. Hans Kolb, der Vorsitzende der Arbeitsgemeinschaft für Symbiose-Lenkung, stellt eine potentielle Krankheitsbereitschaft dar. Diese Abweichung kann durch falsche Ernährung oder Medikamentenmißbrauch beeinflußt werden.

Damit ist das Aufgabengebiet der Symbiose-Lenkung, wie die Ärzte diese Methode nennen, auch fast schon charakterisiert. Der aus dem »bakteriologischen Gleichgewicht« geratene Patient wird mit Hilfe von ausgewählten Bakteriensubstanzen, von sogenannten Symbionten, von Krankheiten geheilt, die durch eine Störung der normalen Symbiose zum Ausbruch gekommen sind. Das können Darmkrankheiten, Infektionen des Nasen-Rachen-Raumes sein, aber auch Allergien, die nach Dr. Kolb eine besonders günstige Prognose haben, wenn bestimmte Voraussetzungen gegeben sind und Behandlungsvorschriften eingehalten werden.

Heilung mit Bakterien setzt natürlich voraus, daß man die normalen, sogenannten gesunden Verhältnisse, also die normale physiologische Flora und ihre Lokalisation kennt. Und hier Mittelwerte festzulegen ist nach Darstellung der Ärzte immer noch schwierig. Bisher liegen über 40 000 mikrobiologische Testunterlagen für Symbioselenkung vor.

Es bedarf in jedem Fall einer sehr komplexen Untersuchung, ehe an die Rückgewöhnung an bakterielle Substanzen als erste Phase dieser Therapiemethode gedacht werden kann. »Wer allerdings«, so betont Dr. Kolb, »auf Zucker, Süßigkeiten und Schweinefleisch nicht verzichten kann, soll gar nicht erst mit der Symbiose-Lenkung anfangen.«

Die Therapie kennt die auch sonst in der Medizin üblichen Mittel: Tabletten, Kapseln, Tropfen und Injektionslösungen.

Symbiose-Lenkung ist ebenfalls keine Therapie der schnellen Erfolge. Insbesondere ältere Patienten mit langjährigen chronischen Leiden sollten vor euphorischen Hoffnungen gewarnt werden. Mißerfolge sind nach Darstellung der Ärzte vor allem dann zu erwarten, wenn nebenher eine medikamentöse Therapie betrieben wird.

Thure-Brandt-Behandlung

Schwedischer Major (1819–1894), entwickelte eine gymnastische Behandlung und Massage zur Festigung und Straffung der Bänder und Organe im weiblichen Unterleib. Die gymnastische Behandlung besteht aus zuleitenden und ableitenden Übungen, wobei dem Becken durch die Gymnastik entweder Blut zugeführt oder

entzogen wird. Nach speziellen muskelstärkenden Übungen erfolgt Kreuzbeinbeklopfung in Knie-Ellbogen-Lage.
Innere Behandlung in Rückenlage auf dem Untersuchungsstuhl. Der Finger des Arztes fixiert in der Scheide – bei intaktem Hymen in Mastdarm eingeführt – bei völliger Ruhehaltung das zu behandelnde Organ und drängt es der äußeren durch die Bauchdecke hindurch massierenden Hand entgegen. Bei Senkungen wird die Massage auf die Beckenbodenmuskulatur konzentriert. Es werden kreisende, drükkende, drehende, spannende und hebende Bewegungen ausgeführt. Es erfolgen nochmalige Kreuzbeinbeklopfungen und gymnastische Übungen. Behandlung zunächst täglich, insgesamt im allgemeinen 20 Massagen notwendig. Heilerfolge sogar bei Unfruchtbarkeit.

Uro-Therapie

Die Bezeichnung für die Behandlung mit menschlichem Urin als Heilmittel. Eine seit über 2000 Jahren vor allem in der Volksmedizin praktizierte Methode. Anfang der Jahrhundertwende erste wissenschaftlich-experimentelle Arbeiten; in den zwanziger und dreißiger Jahren erste ärztliche Berichte über Uro-Therapie bei Infektionskrankheiten, Allergien, Hormonstörungen und funtionellen Störungen. Injizierter Harn führt dem Organismus Eigenhormone und Antikörper zu, die die Selbstheilungskräfte des Organismus aktivieren. Auf 5 ccm steril entnommenen Harn wird ein Tropfen Phenol zugesetzt; beginnend mit 0,5 ccm Injektion in den Muskel wird die Behandlung allmählich gesteigert.

Winkler-Behandlung

Nach dem Berliner Arzt Dr. Winkler ist Gesundheit nur gewährleistet durch Gleichgewicht des sympathischen und parasympathischen Nervensystems. Wenn der eine oder andere Anteil überwiegt, entsteht nach Dr. Winkler Krankheit. Ziel der Behandlung: Wiederherstellung des Gleichgewichts im Nervensystem. Auch eine Tuberkulose wird nach den gleichen Prinzipien behandelt, weil nach Winkler nur das wiederhergestellte Gleichgewicht dem Organismus die Kraft verleiht, der Infektion zu widerstehen.
Therapie: Vibrationsmassage mit einem elektrischen Vibrationsgerät beiderseits der Wirbelsäule, besonders aber der Kreuzbeingegend. Patient liegt in Knie-Ellbogen-Lage. Mehrere Behandlungen bis zur Ausheilung.

Register